決定版 実践マニュアル
歯科用CTの見かた・読みかた

続・今さら聞けない歯科用CBCTとCTの読像法

森本泰宏／金田 隆／鱒見進一：監著

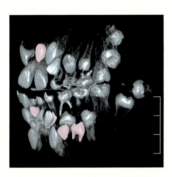
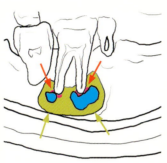
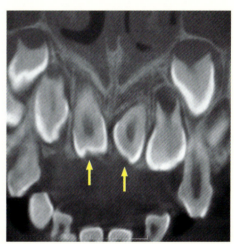
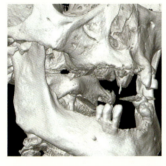
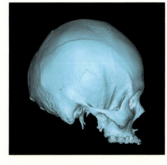
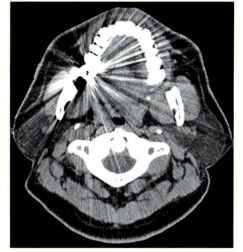
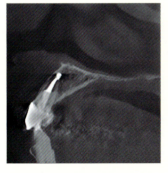
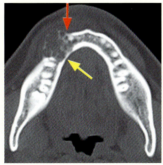

クインテッセンス出版株式会社　2019

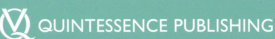

Berlin | Chicago | Tokyo
Barcelona | London | Milan | Mexico City | Paris | Prague | Seoul | Warsaw
Beijing | Istanbul | Sao Paulo | Zagreb

クインテッセンス出版の書籍・雑誌は,
弊社Webサイトにてご購入いただけます.

PC・スマートフォンからのアクセスは…

| 歯学書 | 検索 |

弊社Webサイトはこちら

序文

　2018年現在の歯科用コーンビーム（CB）CTの販売台数は19,000台以上と推定され，わが国における歯科医院の数が約68,000であることを考えると，少なくても5歯科医院に1台は導入されていることになる．近い将来には20,000台に届く可能性もある．

　確かに，新規で歯科医院を開業する場合やパノラマエックス線撮影装置を歯科用CBCTに買い替えたいといった先生方からの問い合わせを数多く受ける．価格の低下や被ばくの軽減化に伴い，歯科用CBCTを導入される先生方がますます多くなっているように感じる．

　しかし，歯科医学教育おいては，最近までCTに関する詳細な教育は行われていなかったため，歯科用CBCTを導入したが，その能力を最大限に利用した臨床応用ができないといった問題に直面している先生方がいるのではないかと考えていた．

　そこで歯科用CBCT画像で撮像される正常解剖像を詳細に解説した「今さら聞けない歯科用CBCTとCTの読像法─三次元でみる顎顔面領域の正常画像解剖と疾患─」を2017年にクインテッセンス出版より上梓したところ，初心者の先生のみならず経験を積まれた先生方からも大変有益な書籍であったとのお言葉をいただいた．

　その続編でもある本書は前書の顎顔面領域の正常画像解剖の解説という性質上割愛せざるを得なかった歯科臨床で経験する疾患に対して歯科用CBCTやCTなどの応用とより一歩進んだ対応について解説している．

　具体的には，歯科用CBCTやCTの撮像を病院（医療機関）へ依頼する際の手順と注意点，読像の障害となるアーチファクトの種類，歯内領域，歯周領域，インプラント領域，小児・矯正歯科領域および口腔外科領域について各専門分野でご活躍されている著名な先生にこれまでの経験に基づいた解説をお願いしている．

　さらに，放射線防護のための法制が整備され，2020年の4月から放射線を安全に使用するための講習を医院ごとに開催しなければならなくなった．そこで本書では放射線防護の観点にも広く触れ，スタッフに対する講習の一助となるよう工夫をしている．本書を一読すれば，読者の先生方およびスタッフの方々が，歯科用CBCTおよびCTに対する臨床応用における有効性を理解でき，また安全な放射線診断ができるようになるものと確信している．

　最後になりましたが，日々の教育・研究・臨床を行う中で原稿の執筆をお引き受けいただいた著者の先生方と医局の先生方，また本書執筆の機会を与えていただいたクインテッセンス出版株式会社の北峯康充社長に感謝いたします．

2019年7月

監著者・著者代表
森本泰宏

監著者略歴

森本泰宏（もりもと　やすひろ）

九州歯科大学生体機能学講座歯科放射線学分野教授

1991年	九州歯科大学歯学部卒業
1995年	九州歯科大学大学院修了
1995年	九州歯科大学助手
1998年	九州歯科大学講師
2003年	九州歯科大学助教授
2006年	九州歯科大学歯科放射線学分野教授

現在に至る

所属学会・資格など

日本歯科放射線学会（専門医・指導医），日本口腔科学会（認定医・指導医），日本口腔診断学会（認定医・指導医），日本顎関節学会（専門医・指導医），日本外傷歯学会（認定医・指導医），北九州医工学術者協会，九州歯科学会，第一種放射線取扱主任者

金田　隆（かねだ　たかし）

日本大学松戸歯学部放射線学講座教授

1986年	日本大学松戸歯学部卒業
1986年	日本大学松戸歯学部放射線学講座助手
1993年	日本大学松戸歯学部放射線学講座講師
1996年	米国ハーバード大学医学部, Massachusetts Eye and Ear Infirmary 放射線科研究員ならびにMassachusetts General Hospital 放射線科研究員
1999年	日本大学松戸歯学部放射線学講座教授

現在に至る

所属学会・資格など

日本歯科放射線学会（専門医・指導医）前理事長，日本顎関節学会（専門医・指導医），日本口腔インプラント学会（基礎系指導医），日本医学放射線学会，日本画像医学会理事，日本磁気共鳴学会，Radiological Society of North America, International Association of Dento-Maxillo-Facial Radiology

鱒見進一（ますみ　しんいち）

九州歯科大学口腔機能学講座顎口腔欠損再構築学分野教授

1981年	九州歯科大学卒業
1985年	九州歯科大学大学院歯学研究科修了　九州歯科大学助手
1992年	文部省在外研究員：UCLA Dental Research Institute
1993年	九州歯科大学講師
2001年	九州歯科大学助教授
2003年	九州歯科大学教授

現在に至る

所属学会・資格など

日本補綴歯科学会（専門医，指導医），日本顎関節学会（専門医・指導医），日本口腔顔面痛学会（専門医・指導医），日本磁気歯科学会（認定医），日本顎顔面補綴学会（認定医），日本睡眠歯科学会（認定医・指導医），日本咀嚼学会（健康咀嚼指導士）など

著者一覧（論文掲載順）

小田昌史（九州歯科大学生体機能学講座歯科放射線学分野・講師）

若杉奈緒（九州歯科大学生体機能学講座歯科放射線学分野・助教）

徳永悟士（日本大学松戸歯学部放射線学講座・助手）

原　慶宜（日本大学松戸歯学部放射線学講座・助手）

平原尚久（日本大学松戸歯学部放射線学講座・助教）

田中達朗（九州歯科大学生体機能学講座歯科放射線学分野・准教授）

松本　忍（九州歯科大学生体機能学講座歯科放射線学分野・助教）

城嶋孝章（九州歯科大学生体機能学講座歯科放射線学分野）

宮村侑一（九州歯科大学生体機能学講座歯科放射線学分野）

北村知昭（九州歯科大学口腔機能学講座口腔保存治療学分野・教授）

高橋慶壮（奥羽大学歯学部歯科保存学講座歯周病学分野・教授）

向坊太郎（九州歯科大学口腔機能学講座口腔再建リハビリテーション学分野・附属病院講師）

正木千尋（九州歯科大学口腔機能学講座口腔再建リハビリテーション学分野・准教授）

細川隆司（九州歯科大学口腔機能学講座口腔再建リハビリテーション学分野・教授）

佐伯　桂（九州歯科大学健康増進学講座口腔機能発達学分野・助教）

牧　憲司（九州歯科大学健康増進学講座口腔機能発達学分野・教授）

川元龍夫（九州歯科大学健康増進学講座顎口腔機能矯正学分野・教授）

志賀百年（九州歯科大学健康増進学講座顎口腔機能矯正学分野・准教授）

吉岡　泉（九州歯科大学生体機能学講座口腔内科学分野・教授）

鶴島弘基（九州歯科大学生体機能学講座口腔内科学分野・助教）

土生　学（九州歯科大学生体機能学講座顎顔面外科学分野・講師）

冨永和宏（九州歯科大学生体機能学講座顎顔面外科学分野・教授）

槙原絵理（九州歯科大学口腔機能学講座顎口腔欠損再構築学分野・講師）

Contents

序文 ……………………………………………………………………… 3
監著者略歴 ………………………………………………………………… 4
著者一覧 …………………………………………………………………… 5

歯科用CBCTとCTの放射線被ばくに関する基本的な考え方 …11
森本泰宏／小田昌史／若杉奈緒

Prologue

I 放射線被ばくに関して予想される研修 ……………………………………………………… 12
II 歯科用CBCTと放射線被ばくについて …………………………………………………… 12
1. 自然放射線と人工放射線 ………………………………………………………………… 12
2. 医療放射線（CTおよび歯科用CBCTを含む）による被ばく量 ……………………………… 15
3. 放射線被ばくによる人への障害 ………………………………………………………… 16
4. 医療放射線（CTおよび歯科用CBCTを含む）による人への障害 …………………………… 18
5. 医療放射線による被ばくを少なくするための基本的な考え方 …………………………… 19
6. 歯科用CBCT検査の被ばく量を少なくするために ………………………………………… 22

歯科用CBCTやCTの撮像を依頼する時の注意点と歯科における遠隔画像診断 …27
金田　隆／徳永悟士／原　慶宜

Chapter

I 開業歯科医院から歯科用CBCTやCTの撮像依頼を行う場合 …………………………… 28
1. どんな目的でCTを利用するのか？
　目的に沿ったCT選びと病院（医療機関）選び ………………………………………………… 28
2. CT所見を提供してもらえる施設に依頼する …………………………………………………… 28
3. データはどのようにしてもらえるか？ ………………………………………………………… 30
4. CT検査依頼例 …………………………………………………………………………………… 31
II 歯科の遠隔画像診断 ……………………………………………………………………… 32
1. その意味と理念 ………………………………………………………………………………… 32
2. 遠隔画像診断の目的 …………………………………………………………………………… 32
3. 遠隔画像診断に備わるべき態勢 ……………………………………………………………… 33
4. 歯科領域における遠隔画像診断料について（特掲診療料の施設基準等による）…………… 33

Chapter 2 歯科用CBCTとCTのアーチファクト …35
金田　隆／平原尚久

- **I** アーチファクトの分類 …… 36
  1. CT装置側の問題によるアーチファクト …… 36
  2. 患者側の問題によるアーチファクト …… 38
- **II** まとめ …… 40

Chapter 3 歯科臨床において遭遇する代表的疾患の歯科用CBCT画像とCT画像 …41
森本泰宏／小田昌史／田中達朗／松本　忍／城嶋孝章／宮村侑一

- **I** 顎骨骨髄炎 …… 42
- **II** 歯の異常 …… 44
  1. 癒合歯（双生歯含む）と癒着歯 …… 44
  2. エナメル質形成不全，象牙質形成不全，象牙質異形成 …… 44
- **III** 囊胞と腫瘍 …… 45
  1. 囊胞 …… 45
  2. 腫瘍 …… 48
- **IV** 全身疾患を疑う画像所見と軟組織の異所性石灰化など …… 52
  1. 頸動脈の石灰化 …… 52
  2. 骨粗しょう症 …… 53
  3. 歯周炎 …… 53

Chapter 4 歯科用CBCTの歯内療法への臨床応用 …55
北村知昭

- **I** 歯内療法における歯科用CBCTの重要性 …… 56
- **II** 歯・歯髄腔，根尖病変の三次元形態の把握 …… 56
  1. 一般的な慢性根尖性歯周炎における根尖病変 …… 57
  2. 根分岐部に拡大した根尖病変 …… 58
  3. 閉鎖根管 …… 58
  4. 歯根吸収 …… 60

Ⅲ 歯内療法時に生じうる偶発症への対応 ……………………………………… 61
Ⅳ 今後の歯内療法における歯科用CBCTの重要性 ………………………… 62

歯科用CBCTの歯周疾患への臨床応用 …63
高橋慶壮

Chapter 5

Ⅰ 歯周病の診断を行う際の各種検査法 ……………………………………… 64
Ⅱ 歯科用CBCTの適用範囲 …………………………………………………… 65
Ⅲ 歯周疾患の診断と治療における歯科用CBCTの応用例 ………………… 66
　1. 歯内－歯周複合病変 ……………………………………………………… 66
　2. 根分岐部病変と骨内欠損 ………………………………………………… 67
　3. 歯根破折 …………………………………………………………………… 70
Ⅳ 歯科用CBCT検査の臨床上の位置づけ …………………………………… 71

歯科用CBCTの歯科用インプラント治療への臨床応用 …73
向坊太郎／正木千尋／細川隆司

Chapter 6

Ⅰ 歯科用インプラント治療領域における歯科用CBCTの活用 …………… 74
Ⅱ 前歯部における唇側歯槽骨の厚みの評価 ………………………………… 75
Ⅲ 下歯槽神経麻痺の診断 ……………………………………………………… 77
Ⅳ 上顎洞底挙上術などの骨増生後の評価 …………………………………… 78
Ⅴ インプラント体の破折 ……………………………………………………… 79
Ⅵ インプラント周囲炎による顎骨診断 ……………………………………… 80

歯科用CBCTの小児歯科領域への臨床応用 …83
佐伯　桂／牧　憲司

Chapter 7

Ⅰ 過剰歯 ………………………………………………………………………… 84
Ⅱ 歯の萌出異常 ………………………………………………………………… 87
Ⅲ 外傷 …………………………………………………………………………… 89
Ⅳ 歯の形態異常 ………………………………………………………………… 90
Ⅴ 歯科用CBCT画像の撮像が可能な患児の年齢 ………………………… 92

Chapter 8 CTの矯正歯科領域への臨床応用 … 93
川元龍夫／志賀百年

- **I 埋伏歯・萌出遅延歯** … 94
  - 1. 原因の特定 … 94
  - 2. 抜歯部位の選択 … 97
  - 3. 治療方針の立案 … 100
- **II 歯科矯正用アンカースクリューの植立** … 101

Chapter 9 CTの顎変形症への臨床応用 … 105
吉岡　泉／鶴島弘基／土生　学／冨永和宏

- **I 顎変形症の形態分析と治療ゴールの設定** … 106
  - 1. 三次元情報のアドバンテージ … 106
  - 2. Bottom up treatmentからTop down treatmentへ … 106
- **II 手術シミュレーション** … 107
  - 1. シミュレーションと術前準備 … 109
  - 2. 実際の手術への反映 … 110
- **III 顎矯正手術の術前診査** … 111
  - 1. Le Fort I型骨切り術 … 111
  - 2. 馬蹄形骨切り術 … 112
  - 3. 下顎枝矢状分割術 … 113
  - 4. 下顎枝垂直骨切り術 … 114
- **IV まとめ** … 115

Chapter 10 CT(MR)の顎関節症への臨床応用 … 117
鱒見進一／槙原絵理

- **I 顎関節の構造** … 118
  - 1. 下顎頭 … 118
  - 2. 下顎窩 … 118
  - 3. 関節軟骨 … 118
  - 4. 関節包 … 118
  - 5. 滑膜 … 118

6. 関節円板 ……………………………………………………………………………… 119
7. 円板後部結合組織 …………………………………………………………………… 119
8. 靱帯 ……………………………………………………………………………………… 120
9. 血管・神経 …………………………………………………………………………… 120
Ⅱ 顎関節疾患と画像診断 …………………………………………………… 121
1. 外傷 ……………………………………………………………………………………… 122
2. 炎症 ……………………………………………………………………………………… 123
3. 腫瘍および腫瘍類似疾患 …………………………………………………………… 124
4. 顎関節強直症 ………………………………………………………………………… 125
5. 顎関節症 ………………………………………………………………………………… 125
6. 代謝性疾患 …………………………………………………………………………… 126

CTの口腔外科領域への臨床応用 …127
土生　学

Chapter 11

Ⅰ 口腔外科領域における画像診断の利点 ……………………………… 128
Ⅱ 術前診断への応用 …………………………………………………………… 128
1. 解剖学的構造の精査によるリスク判断 ………………………………………… 128
2. 臨床症状の原因精査と状態の把握 ……………………………………………… 131
Ⅲ 術式への活用 ………………………………………………………………… 134
1. 難抜歯術における活用 ……………………………………………………………… 134
2. 埋伏歯における活用 ………………………………………………………………… 134
3. 歯根端切除術 ………………………………………………………………………… 137
Ⅳ 術後診断への応用 …………………………………………………………… 138
1. 骨性治癒診断（嚢胞開創後） ……………………………………………………… 138
2. 腫瘍切除後の再発診断 ……………………………………………………………… 138

本書の理解度確認テスト ─歯科用CBCT・CTの基本知識と読像法の復習─ …141

Chapter 12

問題 …………………………………………………………………………………………… 142
正解と解説 …………………………………………………………………………………… 149

索引 …………………………………………………………………………………………… 155

装丁：サン美術印刷株式会社
イラスト：飛田　敏／山川宗夫

Prologue

歯科用CBCTとCTの放射線被ばくに関する基本的な考え方

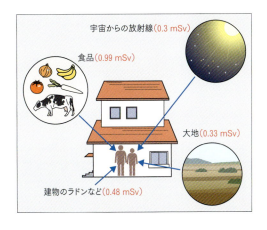

Prologue

歯科用CBCTとCTの放射線被ばくに関する基本的な考え方

I 医療放射線の安全管理に必修化された研修

　2020年の4月から法律改正によって医療機関の管理者が確保する安全管理体制の1つに「医療放射線の安全管理」が追加されました．診療放射線を使用する医療機関では医療放射線安全管理責任者を配置し，①医療放射線安全管理責任者の配置，②安全管理のための指針策定，③医療放射線に関する安全管理の職員研修の実施および④医療被ばくの線量管理・線量記録が必修化されました．この法律の施行により歯科医師は歯科医院における医療放射線安全管理責任者に就任しなければなりません．そして医療放射線安全管理責任者として①から④の業務を果たさなければなりません．はじめに「診療用放射線の安全利用のための指針」を策定しなければなりません．そのなかには年に1度以上の医療放射線に関する安全管理の職員研修の実施や放射線の過剰被ばくその他の放射線診療に関する事例発生時に適切な対応を行わなければなりません．この章ではおもに1年に1度以上行う必要のある研修で，話す必要のある内容を説明します．

II 歯科用CBCTと放射線被ばくについて

　日本は他国に比べて医療用CTの普及率がかなり高く，医療被ばくが多い国です．医療被ばくとは疾患を持つ患者が検査や治療で受ける放射線被ばくを表します．2004年に「The Lancet」という医療界では権威のある雑誌に「CTの普及率における影響に関する論文」が掲載されました．内容は日本が他国よりCTの保有率が顕著で，そのため医療被ばくによる発がんのリスクが有意に高いというものです[1]．また歯科用CBCTの歯科医院における普及率がCTの普及率を超えているという報告もありました[2]．

　上記のことから日本国内におけるCT保有率はさらに増加していることが予想されます．しかし患者に対して正確な診断を行い，適切に治療を施すことが最も有益であることは明白です．したがって，歯科診療に歯科用CBCTを応用し，正確な診断を行っていくことは患者のために非常に大切なことです．ただし，放射線に対する正確な知識なしにむやみにエックス線検査を行うことは避けなければなりません．そこで以下，歯科用CBCTを含め歯科診療を行うために知っておくべき放射線に関する内容を解説していきます．

1. 自然放射線と人工放射線

a. 自然放射線

　約46億年前に地球が誕生してから現在まで，この世界に放射線が存在しなかった時期はありません（図1）．宇宙からは宇宙線と呼ばれる陽子を中心とする高エネルギーの放射線が常に降り注いでいます．

　宇宙線が大気中の原子と相互作用してさまざまな二次放射線が作られます．さらに地球上にはウラン

図1　自然放射線．自然放射線には宇宙線，ウラン化合物，ラドンガス，食品が含まれ，われわれは日常生活においてもそれらにより被ばくしている．環境省「放射線による健康影響等に関する統一的な基礎資料（平成29年度版）」の数値を引用．

化合物をはじめとした放射性物質が数多くみられ，それらを含んだ建築物などからも放射線が放出されています．その結果，大気中にはラドンガスが含まれ，呼吸を通して肺に送り込まれます．カリウムの一部は放射性物質である質量数が40のものがみられ，食品として体内に取り込まれます．つまり人は生活しているだけで日頃から放射線に被ばくしているのです．

このように人が生活しているだけで自然に受ける放射線のことを自然放射線と呼びます．自然放射線の被ばく量を全世界の地域で平均すると1人あたり年間2.4mSv（ミリシーベルト）となります．日本での被ばく量は居住地によっても若干異なりますが，大まかに見積もると2.1mSv程度です．飛行機の中やエベレストなどの高山では低地で生活する場合に比較して，宇宙に近づくため自然放射線の被ばく量が増します．東京からニューヨークまで飛行機で移動すると0.1mSv程度被ばく量が増すことがわかっています（図2）．

b．人工放射線（医療放射線を含む）

これに対して人工的に生成された放射線を人工放射線と言います．医療で用いるエックス線（医療放射線）はその代表です．原子力発電の際に産生される放射性物質なども含まれます．自然放射線に比較すると人工放射線による被ばく量は非常に少ないものです．

人工放射線の代表である医療被ばくは1年間1人当たり3.87mSv程度と推定されています．医療被ばくとは疾患に対する診断や治療のために患者が放射線に被ばくすることを言います．う蝕の治療を行う前に進行の程度を評価するためにデンタルエックス線撮影を行うことによる被ばくを思い浮かべてもらえれば良いでしょう．

人工放射線は自然放射線とは異なり文字どおり人

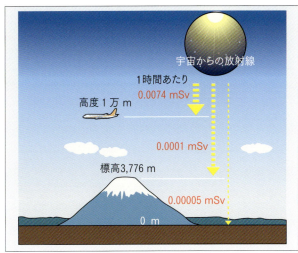

図2　高度による被ばく量の違い（1時間あたり）．高度が高くなるほど宇宙線からの被ばく量が増加する．東京とニューヨーク間を飛行機で移動する場合，十数時間上空にいることになる．そのため宇宙からの被ばく量の0.0074mSvに十数時間を掛け合わせ，0.1mSv程度の被ばく量となる．

によって作り出された放射線です．したがって，その被ばくには厳重に注意を払う必要があります．以下に放射線被ばくを理解するうえでその量を表している単位について説明します．

c．Sv（シーベルト）の2つの意味

福島第一原子力発電所の事故について報道される際，前述したSv（シーベルト）がよく用いられていました．このシーベルトは簡単に言うと人が放射線被ばくを受けた際に，受けた場所によって放射線が人の身体に与える影響が異なることを加味した単位です．そして，この単位には実は2つの意味が含まれています．人が放射線を受けた際，その強さが大きければ一般的に大きなダメージを受けます．ただし，エックス線を例にとってもわかるように放射線の一部は人体を通過するものと吸収されるものとがあります．

Prologue
歯科用CBCTとCTの放射線被ばくに関する基本的な考え方

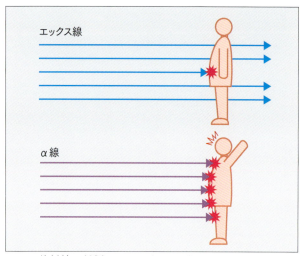

図3 放射線の種類によって人へのダメージは異なる．エックス線は多くが通過し，身体にダメージを与えず，また吸収されたエックス線からの悪影響も小さい．α線はほとんど吸収され，身体にダメージを与える．そのうえ吸収された各α線からの悪影響も大きい．

図4 放射線が当たる部位によって人へのダメージは異なる．同じ量の放射線が当たっても，人体に対するダメージは異なる．この場合，手に被ばくするよりもお腹に被ばくしたほうが悪影響は大きくなる．

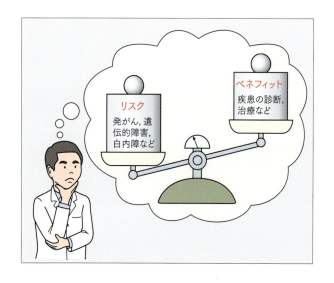

図5 行為の正当化．放射線を用いた検査の施行の可否を判断するためにはリスクとベネフィットを天秤にかける必要がある．ベネフィットとは放射線利用による生体に対する利益のことである．具体的には疾患の診断や治療などを指す．リスクとは発がん，遺伝的障害，白内障などを指す．医療放射線使用の決定は医師，歯科医師に委ねられている．

　この場合，通過した放射線は人の身体にダメージを与えません．つまり，人の身体に吸収されたものだけがダメージを与えることになります．これをLambert-Beerの法則と言います．

　放射線はその種類よって，人を通過する程度と吸収される程度が異なります．また同じ吸収量であっても人が受けるダメージは異なります（図3）．具体的にα線とエックス線が人に同量吸収された場合を考えてみます．同量であってもα線のほうがエックス線よりも20倍程度，人に対して大きなダメージを与えます．したがって，放射線の被ばく量だけでは人へのダメージを表現することはできません．

　そのため人が吸収した線量に各放射線の補正値（放射線加重［荷重］係数）を加味して，ダメージを表す量を算出します．その単位をシーベルトとして表現します．これがシーベルトの1つの意味です．

　一方，前述したとおりシーベルトにはもう1つの意味があります．今度は同じ種類の放射線（たとえ

表1 各種撮影法における被ばく量：各線量はmSvで統一（参考文献3より引用改変）

歯科／医科	撮影法		実効線量(mSv)
歯科における撮影法	デンタルエックス線撮影		0.001〜0.0083
	咬合法エックス線撮影	上顎	0.008
	パノラマエックス線撮影		0.00385〜0.03
	セファロ撮影		0.002〜0.003
	歯科用CBCT撮像	小照射野	0.034
		中照射野	0.088
		大照射野	0.131
	全身用CT撮像	上顎	0.1〜3.324
		下顎	0.364〜1.202
医科における撮影法	胸部撮影		0.017〜0.05
	腹部撮影		0.28〜1.05
	CT撮像	胸部	2.2〜10.9
		腹部	3.1〜14.9
	上部消化管バリウム検査		2.6
	PET検査		5.6〜10.8

ばエックス線）がある人に同量吸収された場合を考えてみましょう．吸収された場所をその人の手とお腹と仮定します（図4）．量と種類が同じですので，被ばく量は同一です．しかし，その人が受ける身体的ダメージが同一であると考えて良いものでしょうか．手もお腹もどちらもとても大切な組織であることに違いはありません．

組織構造を考えると，手は主に皮膚，骨および筋肉からできていますが，お腹には胃，腸，生殖器など重要な臓器がたくさん存在しています．さらに放射線に対する感受性は組織ごとに大きく異なるので，同量で同一の吸収量であっても被ばくした臓器によってその人へのダメージは異なるはずです．そこで放射線吸収を考える際には補正を行うことが必要になります．

つまり，シーベルトのもう1つの意味は被ばくした部位の放射線感受性と生命における重要性を考慮した補正値（組織加重［荷重］係数）を加味したものです．この2つの意味を考慮したシーベルトが被ばく量を比較するうえで利用されることになります．

2．医療放射線（CTおよび歯科用CBCTを含む）による被ばく量

人工放射線の中で最も大きな割合を占めるものが医療被ばくです．前述したように，とくに日本ではその量が大きいことが報告されています[1]．これは患者に対するリスク（損失）です．しかし，適切な治療を行うためには的確な診断が最重要であり，放射線被ばくは避けられません．患者にとって大きなベネフィット（利益）があるのです．放射線を医療に用いる場合，患者のリスクとベネフィットを天秤にかけ，ベネフィットが大いに勝る際に応用が可能になります（図5）．このことを「放射線被ばくの正当化」と言います．正当性を説明するためには歯科臨床で用いられている意義を適切に理解しておかなければなりません．この部分は歯科医師であれば，ある程度理解されていると思います．同時にエックス線検査の被ばく量を正確に知っておく必要があります．ミリシーベルト単位で示すと表1のようになります．

デンタルエックス線撮影による被ばく量は0.001〜0.01mSv程度ですが，撮影部位によって異なります．

Prologue 歯科用CBCTとCTの放射線被ばくに関する基本的な考え方

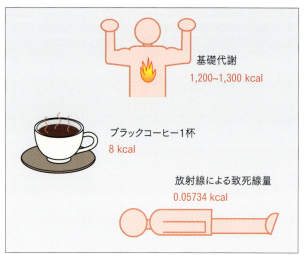

図6 放射線はわずかなカロリーでも人に障害をもたらす．成人の1日の基礎代謝やコーヒーの熱量と比べると，放射線のエネルギー自体は微々たるものである．それにも関わらず，放射線は人体に悪影響を及ぼす．

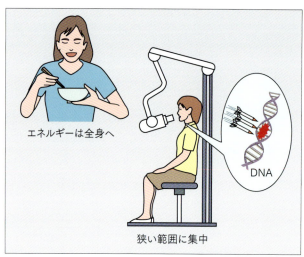

図7 食事摂取などによるエネルギーは全身に拡散される．一方で放射線は狭い範囲にエネルギーが集中している．そのため，ミサイルのように細胞の司令塔であるDNAを破壊する力を有する．

　パノラマエックス線検査では0.004～0.03mSv程度，歯科用CBCT（小照射野）では約0.03～0.04mSvです．つまり，歯科用CBCTはデンタルエックス線やパノラマエックス線検査とほぼ同程度で被ばく量が少ないと言えます．ただし，これは歯科用CBCTの撮像範囲が小さい場合のデータであることに留意しなければなりません．撮像領域が大きくなれば，当然被ばく量は増加します[4]．とくに顔面部全体を撮像領域とする場合は，0.8mSv程度との報告もあり，少しずつCTに近づいてきます（詳細は割愛するが，機種ごとのアルゴリズムなど，撮像範囲以外の条件によっても被ばく量は異なってくる．前掲の表1の値はあくまでも代表的な数値であり，被ばく量が大きなものでは0.8mSvという報告もある．すなわち条件によっては被ばく量がCTに近づくこともあるので，油断は禁物である）．

　そこで歯科用CBCTの被ばく量を低下させるためにさまざまな工夫がなされていることも理解しておく必要があります．具体的には，断続的なエックス線照射を行うことで被ばく量を低減する方法が挙げられます．今後，さらに軽減してくるかもしれません．

　デンタルエックス線や歯科用CBCT以外の医療放射線の被ばく量は，俗称でいう腹部撮影で0.28～1.05mSv，胸部エックス線検査は0.02～0.05mSv，[18]F-FDGによるPET検査は5.6～10.8mSv程度です．ほかの撮影と比較すると歯科臨床で用いられているエックス線検査の被ばく量が極めて少ないことがわかります．もっとも国際放射線防護委員会（ICRP）が提言しているように「被ばく量が少ないからといってむやみに検査を行うべきではない」ということは言うまでもありません．

3．放射線被ばくによる人への障害
a．放射線のエネルギー

　放射線が身体に悪影響を及ぼすことは多くの人に周知されていますが，その機序を説明できる人は以外に少ないものです．そこで，ここでは放射線が人体に対して悪影響を及ぼす機序について説明します．

　放射線はエネルギーに換算するとわずかな量でも人に強い障害を引き起こすことがわかっています（図6）．

　具体的に説明すると，人は全身に4Sv（4,000mSv）の放射線を浴びると60日以内に約半数は死にいたります．4Svとはエネルギー換算すると，どの程度

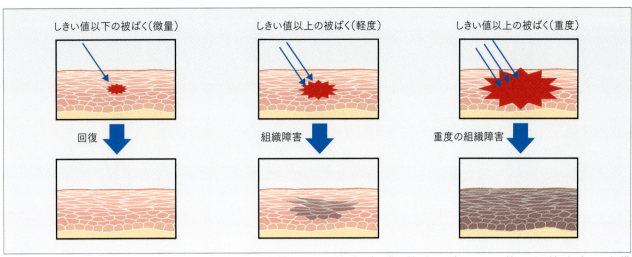

図8 確定的影響(線量と組織障害の程度および発生確率). 若干の被ばく(日常の被ばくを含むしきい値以下の被ばく)では組織が回復するため問題にならず, 自覚もしない. すなわち障害は発生しない. しきい値を超える被ばくでは組織の障害が残る. 当然ながら重度の被ばくでも組織障害が起こり, その程度は被ばく量が増えるほど重篤になる.

の量に相当するかを考えてみます. 4 Svを一般的に馴染み深いエネルギーの単位に変換して考えてみましょう.

例として体重が60kgの人が全身に4 Svのエックス線を被ばくしたとします. 1 Svは1 J/kgですから, 体重60kgの人が浴びた放射線のエネルギー量は約4(Sv)×60(kg)=240(J:ジュール)となります. エネルギーの単位で最も身近なcal(カロリー)に換算すると, 1 cal=4.186Jですので, 240Jは240÷4.186=57.34cal=0.05734kcalとなります. 成人1日当たりの基礎代謝量は1,200〜1,300kcal程度とすると, 人を殺傷する放射線の量が, いかに少ないかがわかります(図6).

なぜ, このように少ないエネルギーで人を殺傷することができるのでしょうか. その理由は, 放射線が塊として人体に作用するからです.

放射線による人への作用はエネルギーを平均化するのではなく, 1つの塊として作用します. つまりエネルギーを集中させることでDNAを破壊するのです.

例としては良くはないですが, ミサイルで主要都市を攻撃し, 都市機能を破壊するようなものです. DNAに大きな障害が生じ, 修復が不可能になれば, 細胞は死にいたります. ある一定量以上の細胞死が生じると組織, 器官および臓器に障害が起こります(図7). 決定臓器に致死的な障害が起これば人は死にいたります.

b. 確定的影響

この形式で発症する放射線障害を「確定的影響」と呼びます. そのため確定的影響はある一定量以上の放射線を受けた組織が必ず生じる障害と言い換えることもできます. その際, 障害が生じる放射線量を「しきい値(線量)」と呼んでいます.

放射線の被ばく量が大きくなると多くの細胞が死滅するわけですから, 臓器の障害は大きくなります. 吸収線量の増加に伴って重篤化する障害と言えるでしょう. 放射線障害の大部分はこの確定的影響です(図8). 代表的なものには白内障, 脱毛, 急性放射線障害などが挙げられます. それぞれのしきい値(線量)は, 2,000mSv, 3,000mSv, 4,000mSvです.

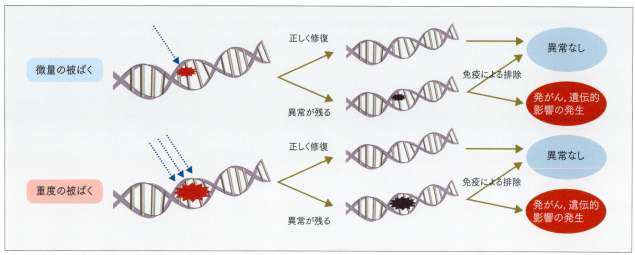

図9　確率的影響(線量と組織障害の程度および発生確率)．放射線被ばくにより，DNA損傷が生じた場合でも，人体を正常に保つ機構が備わっている．それはDNAの修復機構やDNA損傷が残った細胞を排除する免疫機構が働くからである．それらをかいくぐり，生き残った細胞が確率的影響を引き起こす．たとえ微量の被ばくによる，少数のDNA異常でもその修復が失敗する可能性があるため，確率的影響は生じ得ると言える．また，当然ながら被ばく量が大きいほどDNA異常が残る可能性は高くなる．一方で，線量と重篤度は無関係である．たとえば，微量の被ばくで生じた扁平上皮がんも重度の被ばくで生じた扁平上皮がんも同じ「扁平上皮がん」である．

c．確率的影響

　一方，放射線障害の中でしきい値がないものもあります．これを「確率的影響」と呼んでいます．放射線被ばくによりDNA障害が起きることを説明しましたが，DNA障害が惹起されたあと，修復過程の中で正常な働きを逸脱した遺伝子が作られた場合(遺伝子変異)を想定してみます(図9)．

　このような変異によって細胞増殖の促進もしくは増殖抑制の障害が起きれば，細胞は無限に増殖していくことが予想できます．つまり細胞のがん化が生じたことになるわけです．

　精巣細胞や卵巣細胞に遺伝子変異が生じ，その遺伝子によって奇形が生じる変化であった場合，子孫に障害が引き継がれる可能性があります．いわゆる遺伝的な影響です．つまり確率的影響として考えられる疾患は悪性腫瘍の発症と遺伝的な影響の2つです．

　これは非常に少量の放射線でも遺伝子変異は生じる可能性があり，さらに少量の放射線でも確率的影響は発症する可能性があると言うことです．しかも，一旦発症すると臓器障害の程度に大差はありません．少ない被ばく量でも1つの細胞が，がん化すれば悪性腫瘍です．

　したがって被ばく量が増えたために重篤化するということはありませんが，多量に被ばくすればある細胞が，がん化する確率は増加するため被ばく量によって悪性腫瘍の発症率は増加することになります．この現象は遺伝的な影響でも同様です．

　ただし，遺伝的な影響はこれまでの事象として人では確認されていません．あくまで動物実験などの結果により推定されていることです．

4．医療放射線(CTおよび歯科用CBCTを含む)による人への障害

　歯科診療で応用されるエックス線の量は前述したとおり，歯科用CBCTでは1mSv程度です．デンタルエックス線画像やパノラマエックス線画像にいたっては多く見積もってもわずかに0.05mSv程度です．そのため確定的影響を誘発することはありませんが，確率的影響に関してはないと断言はできない

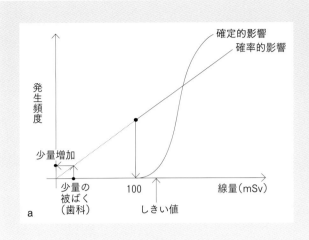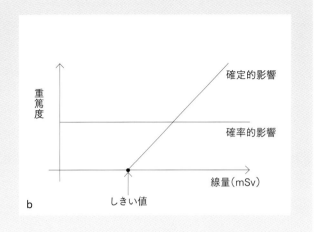

図10a, b　確率的影響と確定的影響の被ばく線量と発生頻度および重篤度．a：線量と障害の発生頻度との関係．発生頻度について考えてみると，歯科領域での少量の被ばく量では確定的影響は生じないことがわかる．一方，確率的影響は100mSv以下では科学的に証明はされていないが，直線関係が続くと仮定すると，少量の被ばくでも少量の発生頻度の増加があると考えられる．b：線量と障害の重篤度との関係．重篤度について考えてみると，確定的影響はしきい値以上の被ばくで発生し，線量が増えるほど重篤な障害となる．一方，確率的影響では線量が増えても重篤度は変わらない．

のです．

　ICRPは確率的影響に関して，どのくらい少ない量であっても発症するリスクは存在するというスタンスをとっています（図10a, b）．そのリスクはどのくらいかというと悪性腫瘍が発生する可能性は$5.5×10^{-2}/1,000$mSv程度，遺伝的影響は$0.2×10^{-2}/1,000$mSvと考えられています[5]．

　この意味は放射線を1,000mSv被ばくすると人口100名の中で悪性腫瘍を発症する人が5.5名増えるというように捉えるとわかりやすいでしょう．したがって遺伝的影響は1,000mSv被ばくすることで人口100名の中で，0.2名（1,000名中2名）増加することになります．

5．医療放射線による被ばくを少なくするための基本的な考え方

a．医療被ばく

　歯科用CBCTを含め，医療放射線による被ばくは日常検査，治療を行っていくうえで避けられません．しかし，画像検査を決定する権限を持つ医師，歯科医師は放射線被ばくをできるだけ軽減させるように対応しなければなりません．そこで，医療放射線の被ばくを軽減するために医師，歯科医師が知識として持っておくべき基本的な考えを以下に解説します．

　患者は何らかの口腔内の疾患を疑って，あるいは定期検診を受けに歯科医院を訪れます．歯科医師は患者の疾患についてその有無を明らかにし，必要な場合には治療を施すことになります．

　この治療を行う前段階として診断を行うための一連の検査の中に画像検査が含まれます（図11）．その際，行われるエックス線検査によって患者は被ばくします．口腔がんの患者に放射線治療を施す場合には大きな被ばくが生まれます．

　前述したように，これらは患者が医療行為の中で受ける被ばくですから，「医療被ばく」と呼ばれます．ここで覚えておきたいことは，医療被ばくに対しては被ばく量の制限がないことです．

　一方，医療被ばく以外ではその線量限度はICRPの勧告で規定されています．たとえば，職業被ばくの線量限度として放射線従事者は5年間の平均が

Prologue 歯科用CBCTとCTの放射線被ばくに関する基本的な考え方

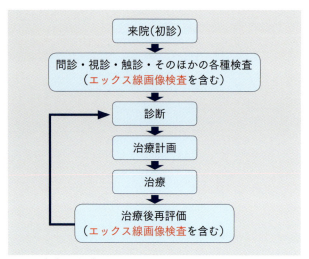

図11 患者が来院したあとに行われる画像検査を含めた一連の流れ。歯科診療においては，被ばくは検査（あるいは再評価）における画像診断の際に生じる．

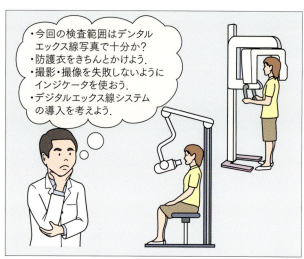

図12 防護の最適化．被ばくを軽減し，かつ十分な医療情報を得ようとする概念．言い換えると，必要な検査をできる限り低い被ばく量で遂行するための方策を講じることである．

20mSvとなっています．

　医療被ばくや職業被ばく以外のものは公衆被ばく（一般人が受ける被ばく）と呼ばれ，年間1mSvに制限されています．しかし，医療被ばくには制限がありません．制限がない前提は何かと言うと，患者にとってベネフィットが勝るということのみです．

　医療被ばくにおいて不必要に被ばく量を制限した際，場合によっては望ましい検査や治療を受けられなくなってしまう可能性が生じるので，医師，歯科医師は患者にとってベネフィットがあるかどうかを鑑みて放射線を用いた検査および治療を行うことを決定しなければならないのです．

　この一連の考えが先ほど述べた「行為の正当化（The justification of practice）」と言われるものです（図5参照）．

b. 放射線防護の3原則

　「行為の正当化」とはICRPの定める放射線防護の3原則の1つです．患者への検査の際に放射線を用いた検査が適切な治療を行ううえで必要であるか否かということが重要です．具体的には，患者の口腔内にう蝕の存在を発見した場合を考えてみます．

　う蝕が疑われる歯にエックス線検査を用いないと治療法が決定できないことは日常臨床の中でよくあることですが，このような場合は放射線の使用が正当であると判断されます．逆に言えば，エックス線検査をしなくても治療法が決定できる場合は放射線を用いてはならないのです．

　次に，放射線を用いた検査が正当であると判断された場合，医師，歯科医師は検査法や治療法を決定しなければなりません．その場合には，「放射線防護の最適化（The optimization of protection）」に従って決定していくことになります（図12）．最適化も正当化と並んでICRPが定める放射線防護の3原則の1つです．

　う蝕の程度を評価するためデンタルエックス線画像，パノラマエックス線画像および歯科用CBCTなど，次々に検査を続けていくと，被ばく量が増すことになります．そこで，う蝕の程度を判断でき最少限度の画像検査を用いて，患者の被ばく量を減少させるように対応することが防護の最適化の意味です．つまり，放射線の使用を患者にとって必要最小限に

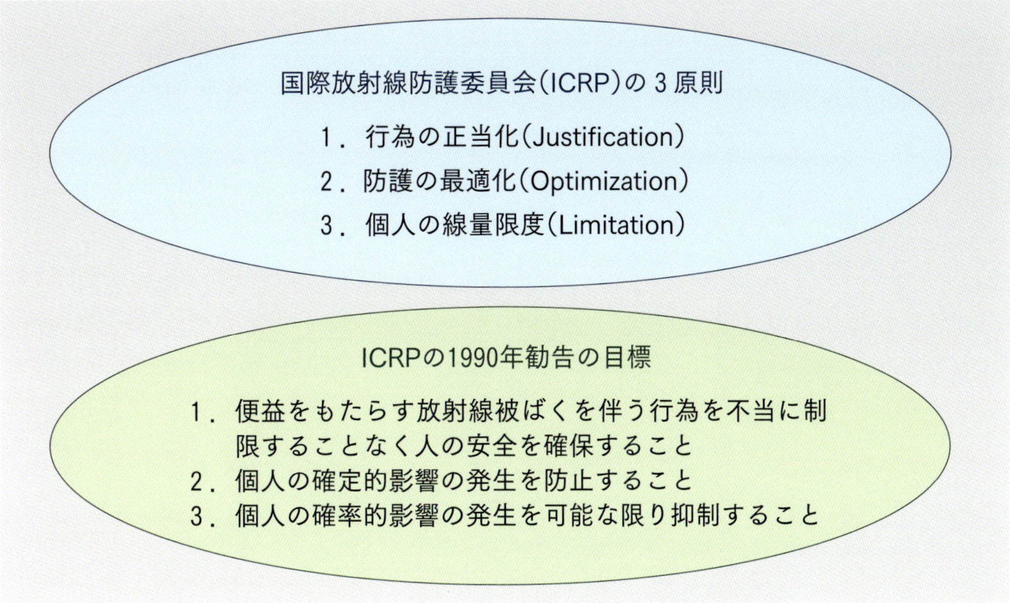

決定版 実践マニュアル　歯科用CTの見かた・読みかた

国際放射線防護委員会(ICRP)の3原則

1．行為の正当化(Justification)

2．防護の最適化(Optimization)

3．個人の線量限度(Limitation)

ICRPの1990年勧告の目標

1．便益をもたらす放射線被ばくを伴う行為を不当に制限することなく人の安全を確保すること
2．個人の確定的影響の発生を防止すること
3．個人の確率的影響の発生を可能な限り抑制すること

図13　国際放射線防護委員会(ICRP)による放射線防護の3原則と勧告の目標.

留めようとすることが防護の最適化です.

　ICRPが定める放射線防護の3原則の3つ目は,患者に対してではなく放射線従事者に向けられた線量制限の規程(個人の線量限度)です(図13).

　ICRPは1990年の勧告で確定的影響を発生させることなく,確率的影響も可能な限り抑制するよう求めています[5].現行,日本の法律はその際に提案された勧告に基づいて決定されています.

　たとえば,男性の放射線従事者は具体的には1年間の線量限度(超えてはいけない限度)が50mSvで,ある5年間の被ばく量の平均が20mSvと記載されていますが,もう少しわかりやすく解説すると,ある男性の放射線従事者が1年目に50mSv,2年目に50mSvと,被ばくした場合を想定します.その場合,翌年以降の3年間は放射線従事することはできないので3,4,5年の被ばく量は0mSvとなります.結果的に5年間の合計は100mSvとなります.5年間を平均すると1年当り20mSvとなります.

　女性の場合はもっと厳密に決まっています.3か月当たり5mSvです.つまり4倍して1年間に換算とすると男性と同様20mSvとなります.

　妊娠中の女性における内部被ばくは1mSvと決まっています.胎児は放射線従事者ではありません.そのため胎児には公衆被ばくの線量限度である1mSv/1年間が適応されます.

c．個人線量計

　このように放射線従事者の線量制限は法律上その数値が決定されています.しかし,線量が法律の基準値以下であることを確認するためには,放射線従事者は常にその被ばく量を計測しておかなければなりません.被ばく量を測定していなければ法律に則っていることが確認できないのです.

　そこで歯科医師,歯科衛生士は個人線量計を常に装着しておかなければなりません.月単位で放射線の被ばく量を測定し,記録する必要があるのです.

　個人線量計としてはルミネスバッジ,ガラスバッジおよび電子ポケット線量計が一般的です(図14a～c).個人線量計を装着する場所も決まっており,男性と女性では異なります.男性は胸部,女性は腹部に装着します(図15).

Prologue
歯科用CBCTとCTの放射線被ばくに関する基本的な考え方

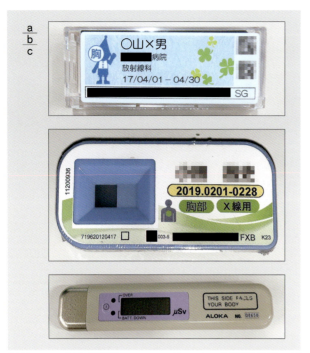

図14a〜c　個人線量計．a：ルミネスバッジ（写真提供：長瀬ランダウア株式会社）．b：ガラスバッジ（株式会社千代田テクノル）．c：電子ポケット線量計（日立アロカメディカル株式会社）．

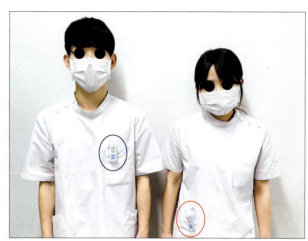

図15　個人線量計の装着．男性は胸に，女性は腹部に装着する．

6. 歯科用CBCT検査の被ばく量を少なくするために

a. ヨーロッパ顎顔面放射線学会（EDMFR）のガイドライン

　歯科疾患を疑った患者が来院した際に，一般的にまず行われる画像検査はデンタルエックス線撮影やパノラマエックス線撮影です．ヨーロッパ顎顔面放射線学会（EDMFR）はガイドラインの中で，そのことを踏まえたうえで歯科用CBCTの使用を考慮する必要があることを明記しています（図16）．以下，このガイドラインに沿って解説をしていきます．

　このガイドラインの中では，歯科用CBCTの臨床応用は通常の検査で診断できない症例で，しかもそれを追加することによって判断できる可能性がある場合と記載されています．

　具体例として，大臼歯における根管数の確認，根尖性歯周炎における原因根管の同定，智歯および過剰埋伏歯の頬舌的位置関係の把握，歯根破折および歯槽骨骨折などに対する診断が考えられます．

　また，同一患者に歯科用CBCTをルーチンで繰り返し撮像するべきではないことも記載されています．つまり歯科医師は経過観察を行うにあたり歯科用CBCTをルーチンで使用するべきではないのです．

　一方，歯科用CBCTに関わる放射線従事者への装置および防護に対する理解が非常に重要であることも唱われています．その基本原則として歯科用CBCTに関わるすべてのものは放射線業務や放射線防護能力に関する適切な理論および臨床訓練を受けたものが行うべきであると記載されています．さらに受講後も継続的学習や訓練の必要性を掲げています．撮像装置の不適切な使用や故障は患者への無意味な被ばくを増加させることに繋がるからです．

b. 歯科用CBCTの操作手順

　歯科用CBCTの撮像に際しては装置ごとに位置決め方法や撮像手順があります．装置ごとに付与され

1. 病歴の把握と臨床検査を行う以前でのCBCT検査は行わないこと

2. 患者が受ける利益がリスクよりも上回ることが示せる場合にのみ，CBCT検査は正当化されること

3. 患者の管理において補助的な情報が新たに引き出せる可能性がある場合にCBCT検査を行うこと

4. 同一患者にCBCTをルーチンで繰り返し撮像しないこと．撮像する際はその都度，利益とリスク評価を行うこと

5. CBCT検査を多施設へ依頼する歯科医師は，CBCT検査施設が検査の正当性を評価できうる十分な患者情報（病歴や診察結果など）を提供しなければならないこと

6. 従来のパノラマエックス線撮影など被ばく線量の少ない撮像方法では十分でないと思われる場合においてのみ，CBCTが使用されるべきであること

7. CBCT画像は撮像部位のみならず撮像データ全体の臨床評価（放射線学的レポート）を行うこと

8. 患者の放射線学的評価において軟組織像が必要と予測できる場合はCBCTではなく，医科用CTまたはMR撮像が適切であること

9. CBCT装置はボリュームサイズの選択ができるものであること　検査では患者の被ばく線量を抑えるため，臨床症状に応じて最小のサイズを選択すること

10. 解像度が選べるCBCT装置の場合は，適切に診断が行える最低の解像度を使用すること

11. CBCT装置を導入した各施設において，装置や技術面の品質管理手順が含まれた「質的保証プログラム」を確立し実践すること

12. 正確にポジショニングするための，レーザー光ビームを必ず使用すること

13. CBCT装置の新規導入の際は，職員や一般公衆ならびに患者の放射線防護の観点から使用前に臨床試験および詳しい製品検査を実施すること

14. 診療所や施設の使用者ならびに患者の放射線防護の観点において著しい劣化がないか，CBCT装置の検査を定期的に実施すること

15. CBCT装置における職員の防護については，欧州委員会公的刊行物「放射線防護136-歯科エックス線検査の防護に関するヨーロッパのガイドライン：歯科診療における安全なエックス線の利用のために」の第6章のガイドラインに従うものとすること

16. CBCTに関わるすべてのものは，放射線業務や放射線防護能力に関する適切な理論および臨床訓練を受けたものであること

17. 資格取得後も継続的に学習や訓練を受けること．とくに新しいCBCT装置または技術の採用があった場合には必須であること

18. CBCT施設の管理者となる歯科医師が適切な理論および臨床訓練を受けていない場合は，学術機関（大学やそれと同等の機関）が認証する理論および臨床訓練を受講し修了すること．口腔顎顔面放射線科専門医の国家資格が存在する国においては，専門医がCBCT訓練プログラムに直接関与し，企画および講師を行うこと

19. 歯や歯を支えている組織，下顎と鼻腔底部までの上顎の歯槽骨のCBCT画像（例：8cm×8cmまたはそれより狭いField of view）の臨床評価（放射線学的レポート）は特別な訓練を受けた口腔顎顔面放射線科専門医により作成されること．これが実行不可能である場合においては適切に訓練された一般歯科臨床医が行うこと

20. 歯槽骨以外のFOV（例：側頭骨）や頭蓋顔面のCBCT画像（歯や歯を支えている組織，顎関節を含む下顎と鼻腔底部までの上顎の歯槽骨を越えて広がっているFOV）の臨床評価（放射線学的レポート）は特別な訓練を受けた口腔顎顔面放射線科専門医もしくは臨床放射線科医（医科放射線科）により作成されること

図16　ヨーロッパ顎顔面放射線学会が定めた歯科用コーンビームCT（CBCT）の使用に関する基本原則（Consensus Guidelines of European Academy of Dental and Maxillofacial Radiology, January 2009より引用改変）.

ている説明書などに従って適切に撮像を行う必要があります.

　装置によって若干の違いはありますが，**図17a〜e**

に筆者らが行っている歯科用CBCTの撮像操作手順を簡単に説明します.

　患者には撮像用チェアーに座ってもらい，体動を

Prologue 歯科用CBCTとCTの放射線被ばくに関する基本的な考え方

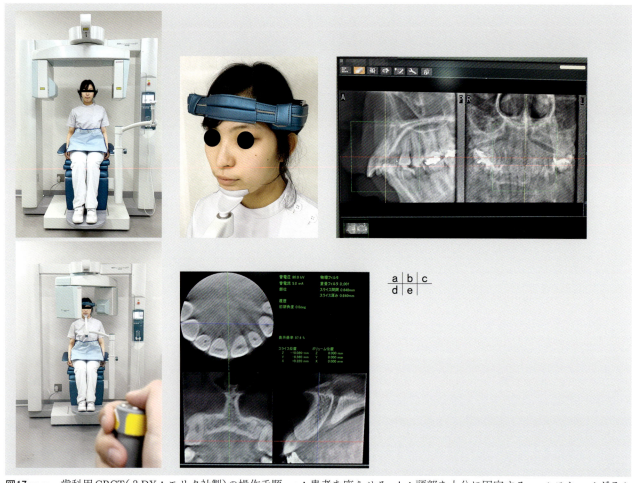

図17a〜e 歯科用CBCT（3DX：モリタ社製）の操作手順．a：患者を座らせる．b：頭部を十分に固定する．c：スキャノグラムを撮像し，コンピュータ上で撮像位置を指定する．その後，撮像装置のスイッチを押すとコンピュータ上で指定した位置情報が撮像装置本体に転送される．d：本撮像を行う．e：指定した範囲の歯科用CBCT画像が得られる．

抑制するため頭部をしっかり固定します（図17a, b）が，頭部以外は患者が楽な状態で撮像に臨めるようにゆとりを持たせることも大切です．次に，操作手順に従って撮影領域のスキャノグラムを取得します（図17c）．

このスキャノグラムを適切に得ることで診断に必要な撮像範囲の把握が可能になります．その後，操作手順に従って患者の体動に注意を払いながら撮像することになります（図17d, e）．

歯科医師と放射線技師はこのような手順を適切に実践し，また装置の故障などを常に把握しておく必要があります．さらに歯科衛生士も撮影補助の立場から同様に装置の故障の有無などを把握しておく必要があります．

c．小児への撮像を行う際の注意点

次に歯科用CBCTを小児に使用する際の注意を述べます．小児を対象とする場合，撮像するうえで患児の協力が必要となります．そのため少なくとも3歳以上の患児でないと撮像は難しいと考えられます（図18）．

筆者らの経験からは，患児が低年齢の場合，体動による撮像の失敗が頻発するので，6，7歳以上を1つの目安と考えています．それよりも低年齢の場合には，水平位で撮像できるCTへの変更も考えます．CTに変更する場合，被ばく量が問題となります．

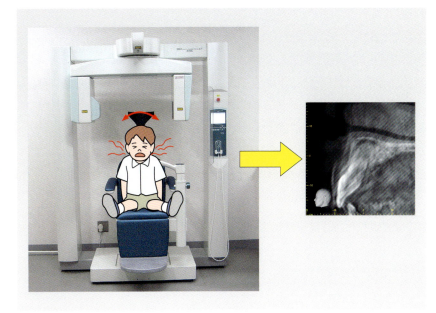

図18 小児では撮像時に体動が目立つ．そのような状況で撮像を行っても，図の歯科用CBCT像のようにブレた画像（体動アーチファクト）となり，診断は困難である．この場合，その撮像での被ばくは無駄となるため，撮像する価値があるかどうかを事前に考慮することが必要である．少なくとも患児は3歳以上であることが必要．ただし，それ以上の年齢でも体動は多く，筆者らの経験からは6，7歳以上が1つの目安であると思われる．

上顎骨を撮像する場合，1mSv程度と推定されるので，撮像領域が狭い場合，歯科用CBCTに比べると10倍以上となります．もっとも歯科用CBCTでの再撮を繰り返し，結局CTへ移行する場合を想定すれば，歯科用CBCTでの撮像に固執することは避けなければなりません．

また小児の放射線感受性は大人の2，3倍と推定されていることを理解したうえで，放射線による画像検査を行わなければなりません．具体的には小児歯科領域に歯科用CBCTを応用する際には，被ばく量を低減することに対するしっかりとした意識を持つことを忘れてはならないのです（Chapter 7「歯科用CBCTの小児歯科領域への臨床応用」参照）．

d. 妊婦に対する医療放射線（CTおよび歯科用CBCTを含む）の注意点

医療放射線を用いた検査や治療を行う場合，とくに妊婦には注意しなければなりません．女性の場合には必ず妊娠の有無を確認したうえで，放射線を用いた検査を行うことが必須です．妊娠がわかっている患者は投薬や放射線照射について注意しています．

しかし，妊娠を認識していない患者への注意も必要です．検査や治療後，「妊娠していることがわかったのですが，前に行った放射線検査は大丈夫だったでしょうか」と問われる事態は避けなければなりません．

これまでも説明してきたように歯科診療で行うエックス線検査ではCTや歯科用CBCTでもその放射線量は1～2mSv程度です．またデンタルエックス線検査やパノラマエックス線検査の放射線量は0.05mSv程度です．したがって，これらの検査で死産，奇形や発育異常および精神発達遅滞が生じることは考えにくいと思います．これらの発症は確定的影響と考えられ，しきい値が推定されているからです．

妊娠の時期とも関係しますが，しきい値は0.1Gy（100mSv）程度です．つまり歯科疾患に対する画像検査では何らかの異常が生じることは考えにくいのです．そのため，放射線検査後に何らかの異常を持つ新生児が生じた場合でも，放射線照射とは無関係であると考えられます．

通常の分娩で生まれた新生児に何らかの異常が発生する確率は約2％なのですが[6]，問題となるのは

Prologue
歯科用CBCTとCTの放射線被ばくに関する基本的な考え方

放射線に被ばくしたことで生じる新生児の異常は自然発生的に生じるものと症状に相違点がないことです．そのため異常を持つ新生児が生まれた際に，放射線による検査を行っていると異常の発生の理由を放射線被ばくに求めてしまいがちになるので，妊娠している女性に対する医療放射線を用いた検査や治療(放射線被ばく)は可能な限り避けるべきです．

妊娠している女性に被ばくのリスクを押しても検査を行う必要がある場合としては，治療を先延ばしにすることによって母親へのリスクが大きい場合で

す．同時に忘れてはならないことは歯科疾患への画像検査では確定的影響は考えられませんが，確率的影響がないとは言えません．

胎児は成人に比べて放射線感受性は2〜3倍なので，悪性腫瘍発生のリスクは，$5.5 \times 10^{-2}/1{,}000$mSvの2〜3倍，遺伝的影響では$0.2 \times 10^{-2}/1{,}000$mSvの2〜3倍高まるということは留意しておくべきです[7](前掲「4．医療放射線[CTおよび歯科用CBCTを含む]による人への障害」参照)．

参考文献

1．Berrington de González A, Darby S. Risk of cancer from diagnostic X-rays：estimates for the UK and 14 other countries. 2004：Lancet. Jan 31；363(9406)：345-351.

2．佐藤健児，原田康雄，西川慶一，三浦雅彦，勝又明敏，有地榮一郎．大学歯学部・歯科大学附属病院における歯科用コーンビームCT検査についてのアンケート調査．2015：歯科放射線．55(1)；5-10.

3．岡野友宏，小林 馨，有地榮一郎．歯科放射線学第6版．東京：医歯薬出版．2018.

4．NPO法人日本歯科放射線学会診療ガイドライン委員会編．歯科用コーンビームCTの臨床利用指針(案)．2017.

5．社団法人日本アイソトープ協会(翻訳)．ICRP Publication60 国際放射線防護委員会の1990年勧告．1991.

6．公益社団法人日本産科婦人科学会，公益社団法人日本産婦人科医会．産婦人科診療ガイドライン—産科編2017．2017.

7．社団法人日本アイソトープ協会(翻訳)．ICRP Publication103 国際放射線防護委員会の2007年勧告．2009.

Chapter 1

歯科用CBCTやCTの
撮像を依頼する時の
注意点と歯科における
遠隔画像診断

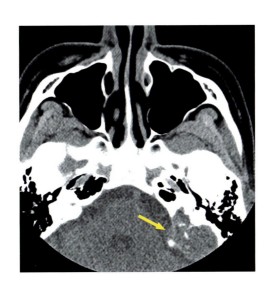

Chapter 1

歯科用CBCTやCTの撮像を依頼する時の注意点と歯科における遠隔画像診断

I 開業歯科医院から歯科用CBCTやCTの撮像依頼を行う場合

1. どんな目的でCTを利用するのか？ 目的に沿ったCT選びと病院(医療機関)選び

歯科用CBCT検査やCT検査を外部に依頼する場合，「口腔インプラント埋入のため」「埋伏歯の検査依頼」「埋伏歯の術前検査」，または「炎症や囊胞の確定診断のため」など，まず依頼をする術者自身の使用目的を明確化しておくことが必要です．同時に「歯科用CBCT」か「全身用CT(MDCT)」のどちらを用いたほうが患者に対する治療分野に適したCT装置かを考え選択する必要もあります．

たとえば，インプラント術前診断のためのCT検査を外部に依頼して行う際には(図1-1)，全身用CT(通常はMDCTが頻用されている・図1-2a〜d)と歯科用CBCTのどちらで検査を行ってもらうかについて，図1-3に示した選択のポイントを念頭におき，また治療時の術者自身のワークフローに合わせて，適切なCT装置での検査を依頼する必要があります．加えて，病院(医療機関)も治療に利用できるデータを供与してもらえるところを選択しなければなりません[1]．

さらにCT検査費用に健康保険が適用されるのか，自費診療扱いになるのか，といった検査料金についても依頼する病院(医療機関)に事前に相談しておく必要があります．

2. CT所見を提供してもらえる施設に依頼する

現代のCT検査は画像所見作成までを行って，CT検査の完了となります．とくに撮像された画像については観察条件も整え正確な読像を行い，Incidental findings(依頼部位以外の部位に偶然疾患が見つかること)を決して見逃さない画像診断が必定とされています[2]．

a. Incidental findingsを見逃さない

主訴となる部位の画像診断などにおいても必ず正確な画像診断を行い，撮像された領域の異常をすべて抽出する正確な画像診断が必要です．読像は，依頼を行った術者自身のCT読像能力を上げるとともに，CT連続断面で読像する画像診断法に慣れるこ

---

①画像検査依頼は放射線専門医のいる医療機関に送り，画像検査報告書を文書として受け取る．

②疾患名のほかに臨床症状や何を診断してほしいのかを詳細に明記する．

③検査種類(MDCTまたは歯科用CBCTなど)や撮像部位，撮像範囲などを明記して，紹介状に記載する．

④インプラント術前検査の場合は，診断用ステントを用い，患者にはステントの着脱を練習させておく．

図1-1 インプラントの術前画像検査(診断)依頼時の注意点．

■MDCT（多列検出器型CT）と検出病変

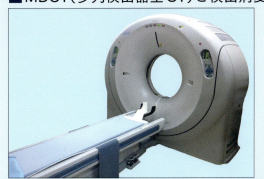
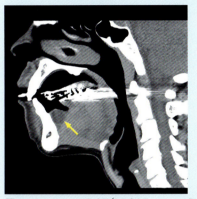
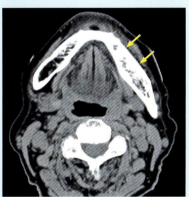
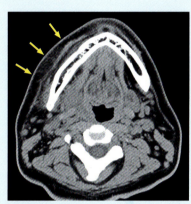

図1-2a〜d　MDCT（Multi Detector Row CT：多列検出器型CT）．a：頭尾方向に多数の検出器を配列したCTである．仰臥位で位置づけを行い，全身を短時間で撮像し，ボリュームスキャン（容積画像）を得る．顎骨疾患のほかに軟組織疾患や炎症の評価に用いられる．b：類皮囊胞．c：骨髄炎．d：蜂巣炎．

①埋伏歯の位置関係	歯科用CBCT ≧ MDCT
②小さな根尖性歯周炎	歯科用CBCT ＞ MDCT
③上顎洞炎または副鼻腔炎	MDCT ＞ 歯科用CBCT

④骨髄炎や蜂巣炎などの軟組織に炎症を伴う疾患	MDCT ＞ 歯科用CBCT
⑤悪性腫瘍の疑い	※MDCT ＞ 歯科用CBCT

※できれば造影CTまたはMRを併用

図1-3　画像検査依頼時のMDCTおよび歯科用CBCTの選択のポイント．

とが必定です．

　欧米ではCT検査時の病変の見逃しによる訴訟が問題になっていましたが，わが国においても2018年春に大学病院の病変見逃しがマスコミによって報道され[3〜5]，大きな社会問題にもなっています．したがって現代の医療においては，主訴以外のさまざまな疾患や得られたCT検査結果も，正確に患者に報告しなければなりません．

Chapter 1
歯科用CBCTやCTの撮像を依頼する時の注意点と歯科における遠隔画像診断

■ Incidental findingsとしての滑膜性骨軟骨腫症

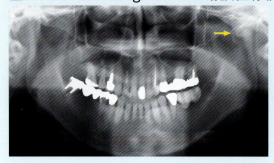
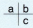
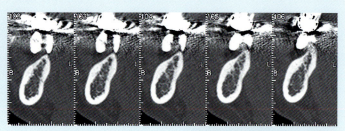
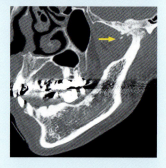

図1-4a〜c　Incidental findingsとして滑膜性骨軟骨腫症が認められた症例．a：パノラマエックス線画像．b：CT cross sectional画像．c：CT Oblique画像．これらの画像から左側下顎頭に骨棘による形態異常が認められ，前縁部に点状の高濃度域を認めた．

■ Incidental findingsとしての脳疾患

a | b | c

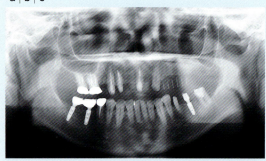
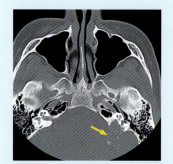
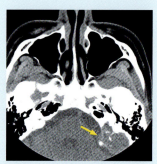

図1-5a〜c　Incidental findingsとして脳疾患が認められた症例．a：パノラマエックス線画像．b：CT体軸断像（骨表示画像）．c：CT体軸断像（軟組織表示画像）．これらの画像から左側頭葉部に点状の石灰化物を伴う境界不明瞭な腫瘤所見を認めた．

　主訴部位以外の疾患が偶然検出される，いわゆるIncidental findingsを見逃さないために，自身の読影能力の向上は必定ですが，検査を依頼した病院（医療機関）からCT所見を提供してもらえることに加えて，CT検査の結果についての不明確な点に関しては専門医に必ず対診する環境の構築も重要です．

b．Incidental findings症例

　図1-4a〜c，5a〜cに口腔インプラント検査時のIncidental findingsの症例を示します．筆者らが勤務する大学病院の10,000件のインプラントCT検査の検討においては，その約15％に何らかのほかの疾患を伴うIncidental findingsが認められました．このことから撮像された領域の異常をすべて抽出する正確なCT画像診断の重要性は今後さらに必要不可欠な時代になると考えられます．

3．データはどのようにしてもらえるか？

　歯科用CBCTで得られた画像はDICOMデータとして保存されます．画像処理ソフトウェアにより

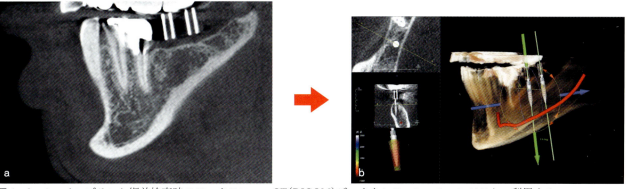

図1-6a, b　インプラント術前検査時のワークフロー．CT(DICOM)データをシミュレーションソフトへ利用する．

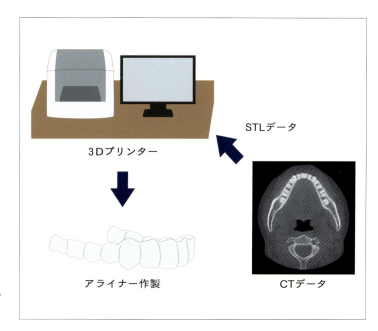

図1-7　アライナー作製時のワークフロー．CTデータをDICOMとSTLデータとに重ね合わせて，3Dプリンターを用いてアライナー作製する．

DICOMデータを応用して顔写真，STLデータとの重ね合わせ，3Dボリュームレンダリング像，外科矯正における術前後の重ね合わせなども行うことが可能となるため，画像処理ソフトウェア購入時には，病院(医療機関)と同様に上記の操作が可能かどうか十分考慮しておく必要があります[6]．

4．CT検査依頼例

以下にCT検査依頼例を解説します．依頼時は患者に健康保険証を持参させます．また「何を検査したいのか」「何を診たいのか」などの検査目的を既往歴も含めて明確に記載した紹介状，CT検査依頼書，さらに図1-6a, b, 7に示したようにインプラントや矯正治療などのワークフローを病院(医療機関)に提出します．さらに検査データはDICOMでもらえるか否かも同時に病院(医療機関)に伝えておきます．

被ばくを伴う医療行為であるため，検査データはシミュレーションなども含め，最大限が必要です[7]．

Chapter 1 歯科用CBCTやCTの撮像を依頼する時の注意点と歯科における遠隔画像診断

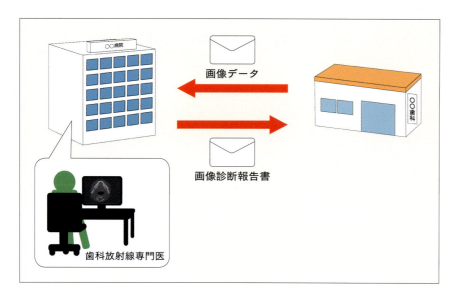

図1-8 歯科の遠隔画像診断．歯科放射線専門医の充足が望まれる．

II 歯科の遠隔画像診断

1．その意味と理念

遠隔画像診断とは「ネットワークを利用した複数施設間でのデジタル画像およびその関連情報の相互伝達によって行われる診断」を意味します（図1-8）．

遠隔画像診断はいち早く遠隔画像診断に取り組んでいた米国，および日本医学放射線学会において遠隔画像診断に関するガイドラインが作成されていて，歯科も含む日本の医療においては同ガイドラインを周知しておく必要があります[8～11]．

なお，遠隔画像診断の理念としては，現状では「専門家による画像診断が困難な医療環境において専門医がその読影診断能力を提供して医療の質の向上を図ること」とされています．

2．遠隔画像診断の目的

a．医療の質の向上

現代医療において画像診断は医療を行ううえで大きな役割を担い，国民皆保険制度下ではすべての国民が現在の医療の恩恵に浴する権利を有しています．

歯科用CBCTは日本全国に普及し続けており，2018年現在日本全国で19,000台以上の歯科用CBCTが販売されていると推定されています．

しかし，これらの普及状況と日本の人口を鑑みると，わが国の歯科放射線専門医の絶対的な不足が考えられます．これらの問題を解決する1つの方法が，歯科放射線専門医による歯科遠隔画像診断です．

歯科放射線専門医のいない地域であっても，一定レベルの医療の質を享受することができます．しかし遠隔診断の質を担保するためには画像データや患者情報の転送，過去画像の閲覧，歯科放射線専門医による適切なレポーテイングシステム構築が必須です[11]．

b．地域医療への貢献

遠隔画像診断システムを利用することで歯科放射線専門医のいない地域であっても，一定レベルの医療の質を享受することができます．

とくに現代の地域医療連携はわが国の医療の基本的な枠組みとされ，その実現のために，患者の病歴も含めた情報共有や連携は不可欠な時代となってきており，その中でも患者の画像情報は重要な部分と

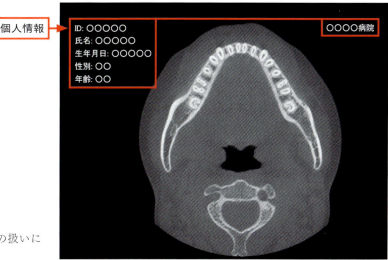

図1-9 DICOMデータにおける個人情報．その扱いには厳重な管理が求められる．

なっています．そのため遠隔画像診断は地域医療への貢献がなされる1つの方法となります．

c．予防医療における有用性

歯科遠隔画像診断は複数機関の画像情報を共有するため，今後の予防医療にも応用できると期待されています．

3．遠隔画像診断に備わるべき態勢

遠隔画像診断を行うに際しては，画像診断義務の一般的な最低限の必要条件を満たしていることが必要です．とくに緊急治療を必要する所見を見つけた場合には，ただちに担当医，場合によっては患者本人に直接連絡する態勢を整えていることが必須です．

また定期的に意見交換などによって偶発所見が適切に伝達され対処されていることを確認する仕組みも備えていることも必要となります[11]．

4．歯科領域における遠隔画像診断料について（特掲診療料の施設基準等による）

遠隔画像診断による写真診断（歯科診療に係るものに限る），基本的エックス線診断料およびコンピューター断層診断（同上）の施設基準は以下のとおりです．

a．送信側

送信側の施設基準としては，離島などに所在する保険医療機関そのほかの保険医療機関であって，画像の撮影及び送受信を行うにつき十分な機器および施設を有していること．

b．受信側

受信側の施設基準としては，①当該保険医療機関内に画像診断を専ら担当する常勤の歯科医師が配置されており，高度の医療を提供するものと認められる病院であること．②遠隔画像診断を行うにつき十分な体制が整備されていること，とされています．

この際にやり取りされる患者情報や画像データ（DICOM），所見はすべて個人情報となるため，厳格に管理，輸送されなければなりません．とくにDICOMデータ内には画像情報だけではなく患者の氏名，生年月日，性別，年齢，医療機関名，撮影機種などの情報が含まれるため，厳重な注意が必要です（図1-9）．

なお遠隔画像診断の保険算定については送信側で行い，受信側は送信側との合議により費用を決定し，

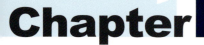
歯科用CBCTやCTの撮像を依頼する時の注意点と歯科における遠隔画像診断

<送信側>
撮影料，診断料および歯科画像診断管理加算1または2を算定する．

<受信側>
診断等に係る費用は，受信側と送信側の保険医療機関での合議にて決定する．

【歯科画像診断管理加算の算定要件】
歯科画像診断管理加算1・・・パノラマエックス線検査の場合，月の最初の診断日に算定する．
　　70点／月1回

歯科画像診断管理加算2・・・CBCT検査の場合，月の最初の診断日に算定する．
　　180点／月1回

図1-10　遠隔画像診断の保険点数および解釈．

送信側より徴収することとなっています（図1-10）．
　歯科遠隔画像診断は通信状況（たとえば5Gなど）の発展に伴い急速に発展する可能性を秘めています．今後のさらなる発展に期待したいところです．

参考文献

1．金田　隆．第3章 CBCT画像解剖．In．金田隆（編著），新井嘉則，有地榮一郎，内藤宗孝ほか（著）．顎口腔領域 画像解剖アトラス 安心・安全な歯科臨床＆インプラント臨床のために．東京：砂書房．2011．
2．金田　隆．3 Incidental findings．口腔インプラントCT検査時に遭遇する疾患．In．金田　隆（編集），阿部伸一，矢島安朝，加藤仁夫，月岡庸之（著）．画像診断に学ぶ難易度別口腔インプラント治療．京都：永末書店．2014．
3．毎日新聞．東京朝刊．がん報告見落とし2人死亡 千葉大病院 治療1〜4年遅れ．2018年6月9日．
4．朝日新聞．がん見落とし2人死亡 千葉大病院CT診断 確認せず．2018年6月9日．
5．日本経済新聞．がん見落とし2人死亡 千葉大病院，CT診断ミス．2018年6月9日．
6．金田　隆．シミュレーションに必要なCTによる三次元画像に関する概念．In．金田　隆（編著），森 進太郎，十河基文，月岡庸之，田中譲治，井汲憲治（著）．インプラントCTシミュレーションのすべて．東京：砂書房．2012．
7．金田　隆，月岡庸之．Part 2　8．口腔インプラントの画像診断．In．酒井　修，金田　隆（監修）．顎口腔のCT・MRI．東京：メディカルサイエンスインターナショナル．2016．
8．ACR．ACR technical standard for electronic practice of medical imaging．2007：(www.acr.org)．
9．ACR．Revised statement on the interpretation of radiology images outside the United States．May 2006：(www.acr.org)．
10．厚生労働省．医療情報システムの安全管理に関するガイドライン（第4版）．2009年3月．
11．日本医学放射線学会電子情報委員会．遠隔画像診断に関するガイドライン．2018．

Chapter 2

歯科用CBCTと
CTのアーチファクト

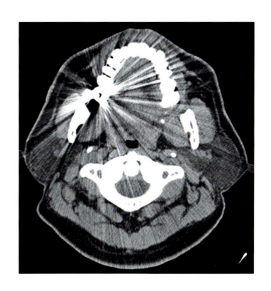

Chapter 2 歯科用CBCTとCTのアーチファクト

I アーチファクトの分類

　CTのアーチファクト(Artifact：虚像：障害陰影)は，①CT装置側の問題によるアーチファクトと，②撮影される被写体(患者側)の問題によるアーチファクトの2つに大きく別けることができます．

　日常臨床おいて頻度の高いアーチファクトの代表的なものは，撮像される被写体の問題である口腔内の金属などによる金属アーチファクトと患者の体動によるモーションアーチファクトによる障害陰影が挙げられますが，歯科用CBCT装置側の問題によるものも，誤診につながる恐れがあります．

　本稿においては，主にCT装置側のアーチファクトを解説していますので，日常臨床に役立ててください．またCT装置の不備や管理にも注意を払うことも必要です．

1．CT装置側の問題によるアーチファクト

　医用画像におけるアーチファクト(Artifact)とは生体構造の誤表示のことです．

　画像システムは，実際には存在しない人工的な像を作り出すことがあり，これをアーチファクト(虚像：障害陰影)と言います．CT装置は数千回以上もの撮像による投影データを元に画像再構成する検査法です．したがって，この過程において計測精度に起因するエラーが混入する可能性があり，これが以下のアーチファクトになります[1]．

a．ストリークアーチファクト(Streak artifact)

　ストリークアーチファクト(図2-1a〜c)は，画面を横切る太い直線として現れ，黒い場合と白い場合があります．これは個々のエックス線束の不均一が画像再構成の過程を経てこのように現れるものです．

　正常構造と間違うようなアーチファクトではないので誤診の原因にはなりにくいのですが，過度のストリークアーチファクトは画像を劣化させ，読影に堪えない画像となることがあります[2]．

b．リングアーチファクト(Ring artifact)とバンドアーチファクト(Band artifact)

　リングアーチファクト(図2-2)とバンドアーチファクトは，画像にリングあるいはバンドが重なって見えるもので，リングは正円の場合と部分的な円弧の場合があります．

■ストリークアーチファクト

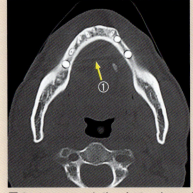
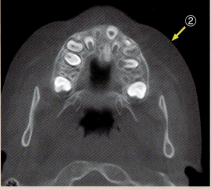
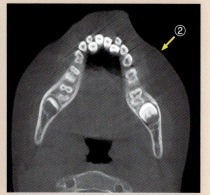

図2-1a〜c　ストリークアーチファクト．a：画像を横切る黒い直線として，ストリークアーチファクト(図中①)が生じている．アーチファクトにより舌部の評価が困難である．b,c：画像を横切る複数の白い直線として，ストリークアーチファクト(図中②)が生じている．ストリークアーチファクトにより上下顎前歯部から左側臼歯部にかけての画像が不鮮明になり診断しにくくなっている．

a｜b｜c

■リングアーチファクト

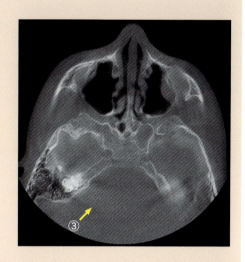

図2-2 リングアーチファクト．画像上に部分的な円弧状のリングアーチファクト（図中③）が生じている．リングアーチファクトにより右乳突蜂巣周囲が不明瞭である．

■部分容積アーチファクト

a | b

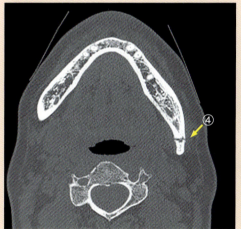 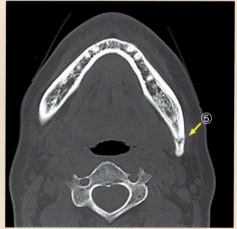

図2-3a, b 部分容積アーチファクト（下顎左側部）．a：骨折線が明瞭に認められる（図中④）．b：スライス厚が厚いため，部分容積アーチファクトにより骨折線が不明瞭になっている（図中⑤）．

これは検出器のエックス線の誤認によって起こるものとされています．部分的な円弧や小径のものは正常構造とみなされ，誤診の原因となることがあります．

c. 部分容積アーチファクト（Partial volume artifact）

部分容積アーチファクト（図2-3a, b）は，物体がスキャン平面の一部しか存在しない場合に発生します．たとえば，均一な濃度を有する物体の一部に高濃度の物体が突出した時に，画像にシェーディング（Shading）を生ずることになります．

この現象はスライス厚が厚いほど起こりやすくなります．

なお，部分容積効果（Partial volume effect）とは別のもので，部分容積効果は被写体のボクセル内を占める物体のエックス線吸収係数の平均がCT値の計測に影響を及ぼすものです．

Chapter 2 歯科用CBCTとCTのアーチファクト

■ 光子量不足アーチファクト

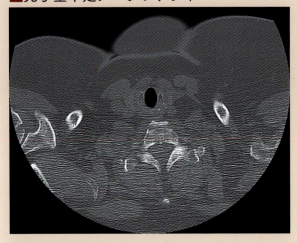

図2-4 光子量不足アーチファクト．撮像する際に十分なエックス線透過性が得られなかったため，光子量不足アーチファクトにより画像にノイズが生じている．

■ モーションアーチファクト

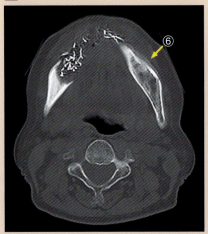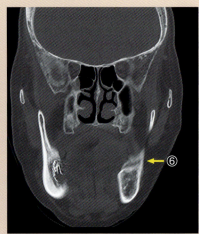

a | b

図2-5 a, b モーションアーチファクト．患者の体動によりモーションアーチファクトが生じ，下顎左側部が二重に撮像されている（図中⑥）．モーションアーチファクトにより下顎左側部の評価が困難である．

d．光子量不足アーチファクト

光子量不足アーチファクト（図2-4）は，検査時に限局的にエックス線光子量が不足して発生します．たとえば肥満患者を撮像する際に，設定した撮像条件では十分なエックス線透過性が得られない場合にノイズが発生して起こります．

2．患者側の問題によるアーチファクト

a．モーションアーチファクト（Motion artifact）

モーションアーチファクト（体動によるアーチファクト・図2-5 a, b）は，呼吸などの随意運動によるものと心拍動などの付随意運動によるものがありますが，顎口腔の歯科用CBCT検査では心拍動などは関連しないので，嚥下や呼吸などの随意運動によるものが主な原因となります．

モーションアーチファクトへの対策のポイントとしては，歯科用CBCT撮像時の安定した姿勢および頭部，顎骨の堅固な固定が最も重要となります．また立位よりは座位のほうが撮像は安定します．患者に咬合させ，撮像中は極力嚥下を行わないようにし

■ビームハードニングアーチファクト

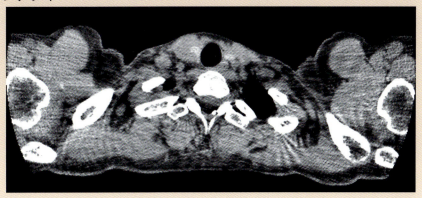

図2-6 ビームハードニングアーチファクト．ビームハードニングアーチファクトにより，線状陰影が生じている．線状陰影部の画像が不鮮明になっている．

てもらうことも対策として有効です．どうしても，動きにより，満足な画像が得られない可能性が想定できる時は，歯科用CBCT検査の中止も検討する必要があります．

b．ビームハードニングアーチファクト（Beam-hardening artifact）

ビームハードニングアーチファクト（図2-6）は骨のように著しく高吸収の構造の近傍で，被写体中心部の濃度低下，線状陰影，帯状低吸収などが原因となります．ビームハードニング（線質硬化）はエックス線ビームが被写体を通過する際に，その平均エネルギーが増大する現象です．

エックス線はさまざまなエネルギーの光子からなりますが，被写体を通過する際に低エネルギー成分（軟エックス線）のほうが高エネルギー成分（硬エックス線）よりも速やかに吸収されるために，次第に平均エネルギーが増大します．このため，エックス線ビームが通過する経路に依存して被写体の濃度が変化することになります．通常，ビームハードニング補正ソフトにより低減するように各メーカーが低減化を図っています[3]．

c．金属アーチファクト（Metal artifact）

金属アーチファクト（図2-7 a〜d）は，患者の体内にある金属，補綴物や金属クリップなどが原因で起こるビームハードニングによるアーチファクトです．

金属アーチファクトへの対策[3]のポイントとしては，撮影領域（Field of view：FOV）を小さくし，できるだけ薄いスライスで撮像すると金属アーチファクトの影響が少なくなります．また，修復補綴物の金属のある咬合平面に極力沿って撮像し，できるだけすべての金属を同じ平面におき，再構成画像で画像診断を行うなど，金属アーチファクトの範囲をできるだけ少なくすることが必要です．

d．そのほかのアーチファクト

歯科用CBCTは正確なCT値が出ないとされていますが，これは散乱線アーチファクトが避けられないからです．組織内を通過して画像を作るエックス線は，完全に吸収されるか（光電効果），散乱するか（コンプトン効果），通過するかのいずれかとなっています．

検出器に到達する散乱線は，画像コントラストを低下させるのみならず，正確なCT値を変化させ，定量化を損なう結果になります．歯科用CBCTはMDCTと異なり，Flat panelによる検出器を用いているため，散乱線アーチファクトが大きくなります．これが正確なCT値がでないといわれる最大の理由とされています．

Chapter 2 歯科用CBCTとCTのアーチファクト

■ 金属アーチファクト

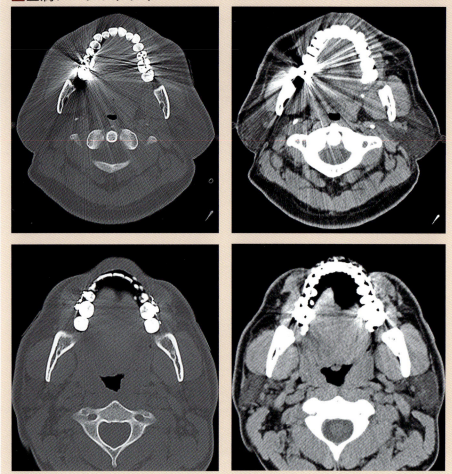

図2-7a〜d　金属アーチファクト．a：上顎における補綴物により金属アーチファクトが生じている．b：金属アーチファクトにより周囲軟組織の評価が困難になっている．c, d：下顎における矯正装置により金属アーチファクトが生じている．金属アーチファクトにより周囲軟組織の評価が困難である．

II　まとめ

　アーチファクトはさまざまな原因で発生し，画質を劣化させ，誤診の原因となります．最新のCT装置は，日々進化し，多くのアーチファクトに対応する機能が内蔵され，ソフトウエアで対応するものも開発が進んでいます．

　したがって日常歯科臨床では，患者に起因するアーチファクトを極力減らす必要があります．撮像前の適切な準備，位置付け，撮像条件の選択および患者への適切な指示などで，アーチファクトが最小限になることに留意すれば，歯科用CBCTは歯科臨床に役立つ装置です．

参考文献

1. Barrett JF, Keat N. Artifacts in CT：Recognition and Avoidance. 2004；RadioGraphics. 24：1679-1691.
2. Duan X, Wang J, Leng S, Schmidt B, et al. Electronic noise in CT detectors：Impact on image noise and artifacts. 2013；AJR Am J Roentgenol. 201(4)：626-632.
3. Boas FE, Fleischmann D. CT artifacts：Causes and reduction techniques. 2012；Imaging Med. 4(2)：229-240.
4. Pessis E, Campagna R, Sverzut JM, et al. Virtual Monochromatic Spectral Imaging with Fast Kilovoltage Switching：Reduction of Metal Artifacts at CT. 2013；RadioGraphics. 33(2)：573-583.

Chapter 3

歯科臨床において遭遇する代表的疾患の歯科用CBCT画像とCT画像

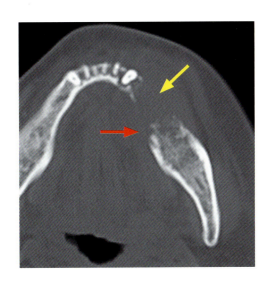

Chapter 3

歯科臨床において遭遇する代表的疾患の歯科用CBCT画像とCT画像

I 顎骨骨髄炎

　顎骨骨髄炎の原因は，歯性感染の続発によるものが大部分です．CT画像上の特徴は原因となる炎症に近接して広がる骨の粗造化（骨吸収による骨梁構造の喪失）およびhigh density change（骨硬化）です．骨膜反応や皮質骨の消失も観察されます．

　骨消失領域は軟組織様構造物（soft tissue density structure）に変化しています．骨の硬化性変化が認められる症例では，周囲の栄養管が明瞭化します．したがって，下顎管が明瞭化している場合，同部周囲の慢性硬化性骨髄炎を疑う必要があります（図3-1a～d）．

　骨髄炎が悪化すると塊状のhigh density structure（高吸収域＝画像上で白く表示される部分）とそれを取り囲むlow density area（低吸収域＝画像上で黒く表示される部分）として腐骨の存在を認めることがあります．比較的若年者に生じた症例では，Garre's骨髄炎と呼ばれ，骨膜反応がタマネギの皮様に見えることがあります（図3-2a～f）．

　また骨吸収抑制剤（代表的にはビスフォスフォネート[BP]製剤やデノスマブなど）や血管新生阻害剤（がん治療に応用）が投与されている患者に歯科処置を施した場合，重篤な骨髄炎が生じることがあります．薬剤関連顎骨壊死（medication-related osteonecrosis of the jaw：MRONJ）と呼ばれるものです．

　主に抜歯などの小手術後に発症します．重篤な歯周炎の存在によっても発症することが報告されています[1]．

　CT画像上，顕著な骨の粗造化，骨消失，腐骨形成，骨膜反応，骨硬化，また皮質骨と海綿骨との間が分離した骨消失像が認められます．骨消失領域や近接した骨外には腫瘤様にsoft tissue density structureが認められます（図3-3a～c）．

　このような症例における軟組織の存在は歯科用CBCTでは評価することができません．軟組織を評価できる検査法（Multi-Detector row[MD]CT，MR）を選択するべきです．

■歯冠周囲炎と慢性硬化性骨髄炎

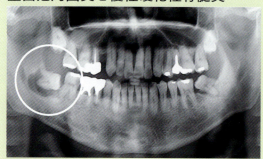
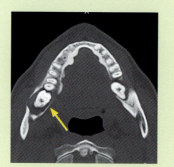
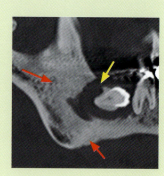
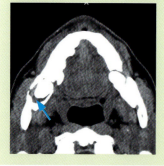
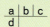

図3-1a～d　下顎右側智歯の歯冠周囲炎とそれに続発した慢性硬化性骨髄炎の所見．a：下顎骨骨髄炎のパノラマエックス線画像．下顎右側智歯周囲に透過像とその周囲にびまん性に広がる不透過性亢進を認める（円）．b：CT画像．下顎骨レベルのaxial像．c：下顎右側大臼歯レベルのpanorama像．下顎右側智歯周囲にlow density areaを認め（黄矢印），その周囲にはhigh density changeを認める（赤矢印）．d：bと同レベルのCT画像の軟組織モード．骨消失を示すlow density areaは軟組織に置換されていることがわかる（青矢印）．

■腐骨

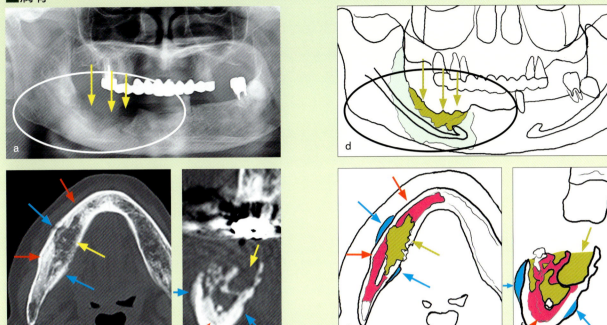

図3-2 a～f 腐骨の所見．a：下顎骨骨髄炎のパノラマエックス線画像．右側下顎骨に透過像（黄矢印）とその周囲にびまん性に広がる不透過性亢進を認める（円）．b：CT画像．下顎骨レベルのaxial像．右側下顎骨体部にlow density areaを認め（黄矢印），さらにその周囲にはhigh density changeを認める（赤矢印）．皮質骨の外側に一層のhigh density structureを認める（青矢印）．骨膜反応の所見である．c：下顎右側大臼歯レベルのcross section像．骨の粗造化（黄矢印），high density change（赤矢印）に加え，皮質骨の外側に一層のhigh density structureを認める（青矢印）．骨膜反応の所見である．low density areaの内部には不整形のhigh density structureを認める．d～f：a～cの解剖図．

■MRONJ

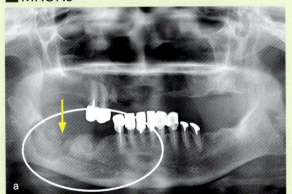 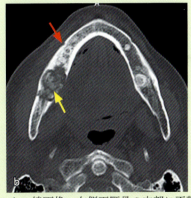 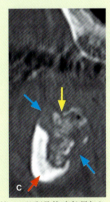

図3-3 a～c 薬剤関連顎骨壊死（MRONJ）．a：パノラマエックス線画像．右側下顎骨の内部に不整形の不透過像（腐骨）を含む透過像（黄矢印）とその周囲にびまん性に広がる不透過性亢進を認める（円）．b：CT画像．下顎骨レベルのaxial像．c：下顎右側大臼歯レベルのcross section像．右側下顎骨体部に骨が粗造化したareaを認め（黄矢印），周囲には一層のlow density areaを認める．腐骨分離像である．さらにその周囲にはhigh density changeを認める（赤矢印）．また頬側，舌側皮質骨の一部消失を認める（青矢印）．

Chapter 3 歯科臨床において遭遇する代表的疾患の歯科用CBCT画像とCT画像

■癒合歯

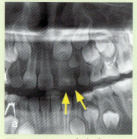 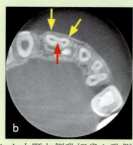

図3-4a,b　癒合歯．a：癒合した上顎左側乳切歯と乳側切歯を有するパノラマエックス線画像．上顎左側乳切歯と乳側切歯は一塊となっている（黄矢印）．b：歯科用CBCT画像．上顎レベルのaxial像．歯髄腔が一部共有されている（赤矢印）．

■癒着歯

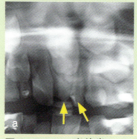 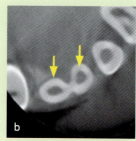

図3-5a,b　癒着歯．a：癒着した上顎左側乳切歯と乳側切歯を有するパノラマエックス線画像．上顎左側乳切歯と乳側切歯は一塊となっている（黄矢印）．b：歯科用CBCT画像．上顎レベルのaxial像．歯髄腔の共有はなく表層のみで連続していると判断できる．

■エナメル質形成不全

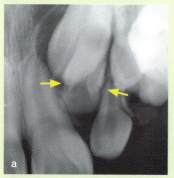 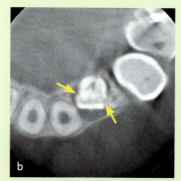 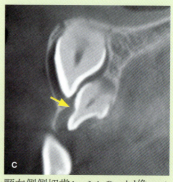

図3-6a〜c　エナメル質形成不全．a：デンタルエックス線画像．b：歯科用CBCT画像．上顎左側側切歯レベルのaxial像．c：同cross section像．デンタルエックス線画像および歯科用CBCT画像から上顎左側側切歯の歯冠に一部エナメル質の不連続な部分を認める（黄矢印）．

II　歯の異常

1．癒合歯（双生歯含む）と癒着歯

　癒合歯は隣接する歯胚が石灰化する前に融合し，1本の歯として形成されたものです．象牙質および歯髄の一部が共有していることが特徴です（図3-4a,b）．発生頻度は1〜3％程度で，乳歯に多く，上下顎乳中切歯と乳側切歯間，上下顎乳側切歯と乳犬歯間の癒合が高頻度に認められます．

　癒着歯は完成した2つ以上の歯がセメント質のみで結合し，それぞれの歯髄と象牙質が完全に独立しています．2本以上の歯が融合しているものの，歯髄腔は共有していません（図3-5a,b）．

2．エナメル質形成不全，象牙質形成不全，象牙質異形成

　エナメル質形成不全とは何らかの原因でエナメル質の量および質に障害が生じた場合を示します．画像上ではエナメル質の欠損，溝や孔の形成として認められます（図3-6a〜c）．

　象牙質形成不全も，何らかの原因で象牙質形成が障害され，その量および質に異常が生じたものです．画像上では歯髄腔および根管がほぼ消失しています．象牙質異形成症では歯髄腔が狭小化し，同時に歯根が顕著に短小化するものや象牙粒を有するものが認められます．

●歯根嚢胞　　　　　●歯原性角化嚢胞　　　　　　　　　　●石灰化歯原性嚢胞

●炎症性傍側性嚢胞　●側方性歯周嚢胞とブドウ状歯原性嚢胞　●正角化性歯原性嚢胞

●含歯性嚢胞　　　　●腺性歯原性嚢胞　　　　　　　　　　●切歯管嚢胞

図3-7　顎骨内に発症する嚢胞.

Ⅲ　嚢胞と腫瘍

1．嚢胞

　病変の内部性状をdensityやMR信号から判断できる可能性があるため，顎骨内の腫瘍性病変を評価する際には基本的に全身用CTもしくはMRを用いるべきです．

　歯科用CBCTは病変の存在診断には有効ですが，内部性状から質的診断を行うことは困難です．なお内部性状以外の嚢胞に共通する歯科用CBCT画像上の所見は以下のとおりです．

1．単胞性の腫瘤である
2．境界は明瞭で，辺縁形態はスムーズである
3．辺縁硬化像を示す
4．嚢胞と近接している皮質骨は膨隆・菲薄化する
5．嚢胞が歯間に進展した場合，両歯は離開する
6．嚢胞と近接する歯根の消失は(少)ない
7．嚢胞は歯間に入り込み弧(線)状形態(帆立貝状形態)を示す

　これら画像上の特徴の次にここでは，比較的日常臨床で遭遇する嚢胞について解説します．また顎骨内に発症する嚢胞を図3-7に示します．

a．歯根嚢胞

　顎骨中の嚢胞で，最もよく遭遇するのは歯根嚢胞です．画像上の特徴は失活している原因歯の歯根膜腔が拡大し，それに連続する類円形の骨消失です(図3-8a～f)．ただし，長径が8mm以下の場合，歯根肉芽腫との鑑別は困難です．歯根嚢胞は二次感染が生じやすいことも認識しておく必要があります．

b．含歯性嚢胞

　日常臨床で遭遇しやすい嚢胞の1つです．上下顎智歯，上顎犬歯，下顎小臼歯および正中過剰埋伏歯が好発部位です．画像上は歯冠を含む類円形の骨消失領域として描出されます(図3-9a～c)．歯を取り込んだ嚢胞性エナメル上皮腫との鑑別診断は困難です．

c．切歯管嚢胞

　切歯管嚢胞は切歯管から発症する嚢胞です．そのため画像上は切歯管から連続する類円形の骨消失領域として認められます(図3-10a～f)．切歯管の大きさには個人差がありますが，長径6mm以上の場合には嚢胞化を疑うべきです．

d．歯原性角化嚢胞

　歯の形成開始前の歯胚上皮または形成後の残存歯原性上皮の嚢胞化が発生由来であると考えられてい

Chapter 3 歯科臨床において遭遇する代表的疾患の歯科用CBCT画像とCT画像

■ 歯根嚢胞

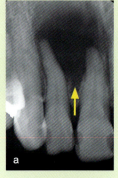
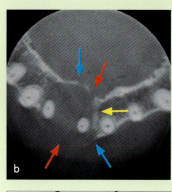
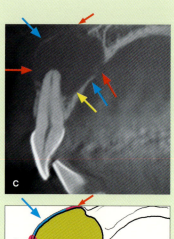
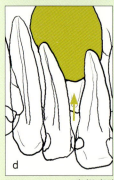
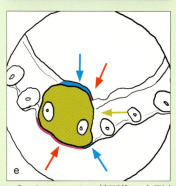
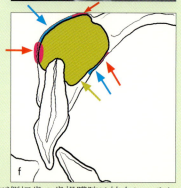

図3-8 a〜f　歯根嚢胞．**a**：歯根嚢胞のデンタルエックス線画像．上顎右側中切歯および側切歯の歯根膜腔は拡大し，それに連続する単胞性で類円形の透過像を認める（黄矢印）．境界は明瞭で，辺縁形態はスムーズである．**b**：歯科用CBCT画像．上顎右側切歯レベルのaxial像．**c**：同cross section像．上顎右側切歯および側切歯の歯根膜腔は拡大し，それに連続する単胞性で類円形の骨欠損像を認める（黄矢印）．病変に近接する唇側および口蓋側の皮質骨は膨隆・菲薄化し（青矢印），一部は消失している（赤矢印）．**d〜f**：a〜cの解剖図．

■ 含歯性嚢胞

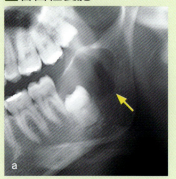
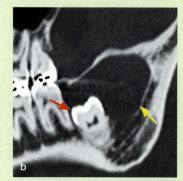
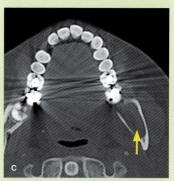

図3-9 a〜c　含歯性嚢胞．**a**：パノラマエックス線画像．下顎左側智歯の歯冠を含む単胞性で楕円形の透過像を認める（黄矢印）．境界は明瞭で，辺縁形態はスムーズである．**b**：CT画像．下顎左側智歯レベルのpanorama像．**c**：同axial像．CT画像からは下顎左側智歯の歯冠を含む（赤矢印）単胞性で楕円形の骨欠損を認める（黄矢印）．嚢胞は下顎左側智歯の周囲から左側下顎枝まで広がっている．

ます．好発部位は下顎臼歯部です．基本的には前述した嚢胞の特徴を示します．辺縁が弧線状形態を示し，内部に石灰化を示さない程度のhigh density structureを含むことがあります（図3-11a〜f）．

また顎骨内に同病変が多数発症した患者に遭遇した場合，基底細胞母斑症候群（Gorlin-Goltz症候群）の発症を考える必要があります．

■ 切歯管嚢胞

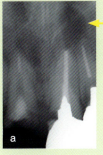
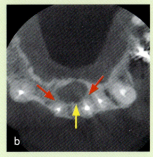
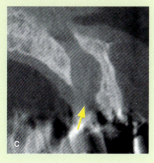
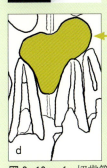
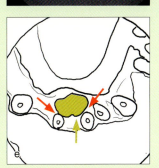
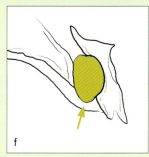

図3-10a~f　切歯管嚢胞．a：デンタルエックス線画像．上顎正中を中心に広がる単胞性で楕円形の透過像を認める（黄矢印）．境界は明瞭で，辺縁形態はスムーズである．透過像は上顎両側中切歯の根尖と近接している．b：歯科用CBCT画像．切歯管レベルのaxial像．c：同sagittal像．歯科用CBCT画像からは切歯管と連続する単胞性で楕円形の骨欠損を認める（黄矢印）．上顎両側中切歯の歯根との連続性はない（赤矢印）．d~f：a~cの解剖図．

■ 歯原性角化嚢胞

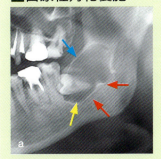
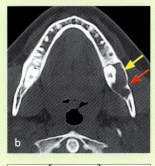
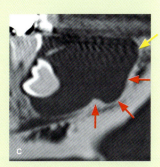
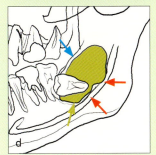
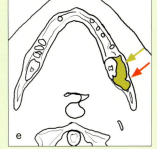
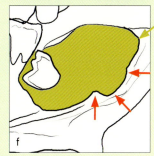

図3-11a~f　歯原性角化嚢胞．a：パノラマエックス線画像．下顎左側智歯部から左側下顎枝に広がる単胞性で楕円形の透過像を認める（黄矢印）．境界は明瞭で，辺縁形態はスムーズである．一部，弧線状形態（帆立貝状形態）を示している（赤矢印）．歯槽頂部の皮質骨はわずかに膨隆している（青矢印）．病変は下顎左側智歯を囲んでいる．b：CT画像．下顎左側智歯レベルのaxial像．c：同panorama像．CT画像からは下顎左側智歯部から左側下顎枝に広がる単胞性で類円形の骨欠損を認める（黄矢印）．境界は明瞭で，辺縁形態はスムーズである．一部，弧線状形態（帆立貝状形態）を示している（赤矢印）．病変は下顎左側智歯を囲んでいる．d~f：a~cの解剖図．

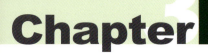

Chapter 3 歯科臨床において遭遇する代表的疾患の歯科用CBCT画像とCT画像

表 3-1 顎骨内に発症する腫瘍および骨病変

歯原性悪性腫瘍	エナメル上皮がん，原発性骨内がん，硬化性歯原性がん，明細胞性歯原性がん，幻影細胞性歯原性がん
歯原性良性腫瘍	エナメル上皮腫，扁平歯原性腫瘍，石灰化上皮性歯原性腫瘍，腺腫様歯原性腫瘍，エナメル上皮線維腫，原始性歯原性腫瘍，歯牙腫，象牙質形成性幻影細胞腫，歯原性線維腫，歯原性粘液腫／歯原性粘液線維腫，セメント芽細胞腫，セメント質骨形成線維腫
骨および軟骨の悪性腫瘍	軟骨肉腫，間葉性軟骨肉腫，骨肉腫
骨および軟骨の良性腫瘍	軟骨腫，骨腫，メラニン性神経外胚葉性腫瘍，軟骨芽細胞腫，軟骨粘液様線維腫，類骨骨腫，骨芽細胞腫，類腱線維腫
そのほかの病変	骨形成線維腫，家族性巨大型セメント質腫，線維性異形成症，セメント質骨性異形成症，骨軟骨腫，中心性巨細胞肉芽腫，周辺性巨細胞肉芽腫，ケルビズム，動脈瘤様骨嚢胞，単純性骨嚢胞，形質細胞腫

■エナメル上皮腫

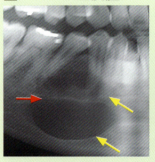
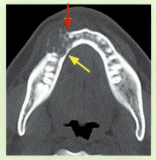

a	b
c	d

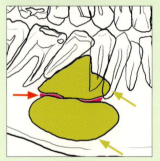
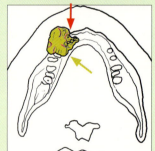

図 3-12a〜d　エナメル上皮腫．a：パノラマエックス線画像．下顎右側犬歯から第二小臼歯根尖部に広がる多胞性で楕円形の透過像を認める（黄矢印）．境界は明瞭で，辺縁形態はスムーズである．病変の中央レベルに隔壁を認める（赤矢印）．腫瘤と近接する下顎右側第二小臼歯は遠心に偏位している．b：CT画像．下顎歯根レベルのaxial像．下顎右側犬歯から第二小臼歯根尖部に広がる多胞性で楕円形の骨欠損像と隔壁様構造を認める（黄矢印）．特徴的な腫瘍の所見である．近接する唇側皮質骨は膨隆している（赤矢印）．c, d：a, bの解剖図．

2．腫瘍

顎骨内に発症する腫瘍および骨病変を表 3-1 に示します．顎骨に発症する腫瘍の99％は良性です．したがって，ここでは，まず表 3-1 に挙げた主な良性腫瘍および骨病変について解説し，次に悪性腫瘍について解説します．良性腫瘍に共通する歯科用CBCT画像上の所見は以下のとおりです．

1．単胞性および多胞性の腫瘤である
2．境界は明瞭で，辺縁形態はスムーズである
3．辺縁硬化像を示す
4．辺縁形態は弧（線）状形態（帆立貝状形態）を示す
5．腫瘍と近接している皮質骨は膨隆・菲薄化する
6．腫瘍が歯間に進展した場合，両歯は離開する
7．腫瘍と近接する歯根はナイフエッジ状に消失する

a．エナメル上皮腫

エナメル上皮腫は発育中や退縮過程にある歯胚や

■集合性歯牙腫

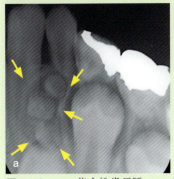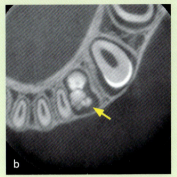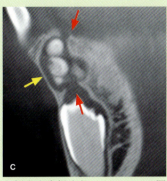

図3-13a〜c 集合性歯牙腫．a：デンタルエックス線画像．下顎左側犬歯歯冠部から下顎左側乳犬歯根尖部にかけて，一層の透過像に囲まれた不透過性の構造物を認める（黄矢印）．内部構造物の不透過性は歯と同程度である．b：歯科用CBCT画像．下顎歯根レベルのaxial像．c：同下顎左側犬歯レベルのcross section像．未萌出の下顎左側犬歯の萌出路上に一層のlow density areaに囲まれたhigh density structuresを認める（黄矢印）．High density structuresはエナメル質，象牙質と同程度のエックス線吸収値を示す構造物の集合である．また病変は下顎左側犬歯の導帯管と連続している（赤矢印）．

■単純性骨嚢胞

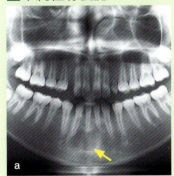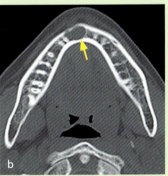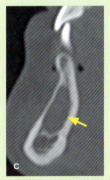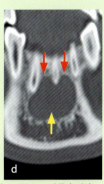

図3-14a〜d 単純性骨嚢胞．a：パノラマエックス線画像．下顎前歯の根尖部に単胞性で類円形の透過像を認める（黄矢印）．境界は明瞭で，辺縁形態はスムーズである．b：CT画像．下顎前歯レベルのaxial像．c：同cross section像．d：同panorama像．CT画像からは下顎前歯部に広がる類円形の骨欠損像（黄矢印）を認める．下顎前歯の歯間歯槽部に弧線状形態を認める（赤矢印）．病変と近接する下顎前歯の歯根吸収は認められない．

歯堤の上皮が由来で発症する歯原性良性腫瘍です．下顎の臼歯部および下顎枝が好発部位です．青壮年期の男性に多いとされています．

画像上の特徴としては良性腫瘍に共通するものです（図3-12a〜d）．半数以上の症例で歯を含みます．ただし，病変内部に石灰化物が惹起することはありません．

b．歯牙腫

歯牙腫は過誤腫とみなされ，真の腫瘍とは区別されています．複雑型と集合型に分類され，集合型歯牙腫のほうが若干高頻度に認められます．歯科用CBCTでは一層のlow density areaを持つ塊状のhigh density structureとlow density structureの混在を示します（図3-13a〜c）．

c．単純性骨嚢胞

単純性骨嚢胞は巨細胞性病変と骨嚢胞に分類されます．好発部位は下顎臼歯部で，若年者に多く認められます．画像上では単胞性で腫瘤様のlow density areaとして認められます．歯間や槽間中隔部に病変が及んだ際に弧線状形態が認められます（図3-14a〜d）．

Chapter 3
歯科臨床において遭遇する代表的疾患の歯科用CBCT画像とCT画像

■ セメント質骨性異形成症

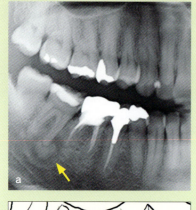
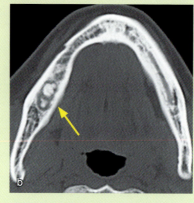
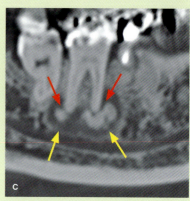
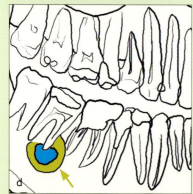
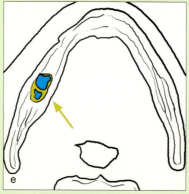
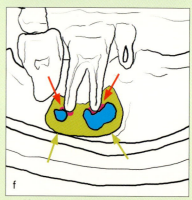

図3-15a〜f　内部の石灰化物が成熟したセメント質骨性異形成症．**a**：パノラマエックス線画像．下顎右側第二大臼歯の根尖部に類円形の透過像を認め(図dの黄色部分)，その内部には塊状の不透過像を認める(図dの青色部分)．**b**：CT画像．下顎レベルのaxial像．**c**：下顎右側第二大臼歯レベルのpanorama像．CT画像からは下顎右側第二大臼歯の根尖部にlow density areaを認め(図fの黄色部分)，その内部にhigh density structureを認める(図fの青色部分)．歯根とhigh density structureの間には一層のlow density areaを認める(赤矢印)．**d〜f**：a〜cの解剖図．

d．セメント質骨性異形成症

　線維骨性ならびに骨軟骨腫様病変の中で遭遇しやすい疾患の1つにセメント質骨性異形成症があります．下顎前歯や下顎大臼歯部が好発部位です．40歳以下の女性によく認められます．

　この疾患について注意するべき点として，時期により骨様組織の含有量が異なることが挙げられます．したがって，時期により画像所見も変化します．線維性異形成症でも類似した変化が生じます．初期では，根尖部に類円形のlow density areaとして認められますが，成熟するにつれ，low density areaの内部に塊状のhigh density structureが認められます(図3-15a〜f)．ただし，腫瘍ではなく病変の長径が10mmを超えることは稀です．

e．悪性腫瘍

　顎骨に発症する悪性腫瘍の割合は顎骨腫瘍の1％以下です．その大部分はエナメル上皮がんと転移性腫瘍です．また，歯肉がんは顎骨由来ではないのですが，解剖学的近接度から顎骨へ浸潤する症例を多く経験します．そこで，ここでは歯肉がんの顎骨浸潤，エナメル上皮がん，および転移性腫瘍の画像について解説します．

　画像上，歯肉がんの顎骨浸潤は腫瘤に一致して皿状，杯状の骨消失として認められます．骨の消失に関しては，画像上Moth-eaten(虫食い状)タイプと呼ばれる境界が不明瞭なものやPressure(船底状)タイプと呼ばれる比較的明瞭なものに分類されます．

　Moth-eatenタイプの場合，骨小片を表す不整な

■歯肉がん

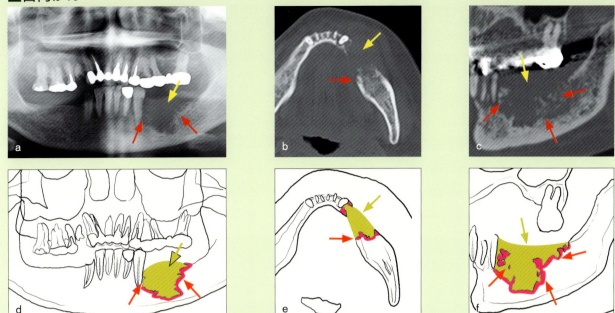

図3-16a〜f 歯肉がん．a：パノラマエックス線画像．b：CT画像．下顎レベルのaxial像．c：下顎左側臼歯レベルのpanorama像．パノラマエックス線画像およびCT画像から下顎左側臼歯相当部に骨消失領域を認める（黄矢印）．骨消失領域内に骨小片を表す不整な不透過像もしくはhigh density structureを認める（赤矢印）．歯肉がんの顎骨浸潤に伴う骨消失像である（Moth-eatenタイプ）．d〜f：a〜cの解剖図．

■二次型エナメル上皮がん

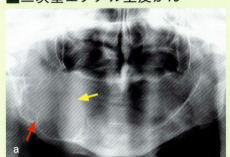
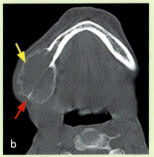
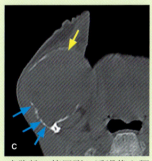

図3-17a〜c 二次型エナメル上皮がん．a：パノラマエックス線画像．下顎右側臼歯相当部に多胞性で楕円形の透過像を認める（黄矢印）．近接する皮質骨は膨隆し，内部に隔壁構造を認める（赤矢印）．顎骨に発生した良性腫瘍を思わせる所見である．b, c：CT画像．下顎および下顎枝レベルのaxial像．下顎右側臼歯相当部に多胞性で楕円形の骨欠損像を認める（黄矢印）．病変内には隔壁構造（赤矢印）を認める．病変に近接する膨隆した皮質骨の一部に不規則な骨消失を認める（青矢印）．さらに骨消失領域の辺縁はスムーズ性を欠いている（青矢印）．

high density structureを認め，多くの場合，皮質骨は広範囲に消失しています（図3-16a〜f）．

重度の歯周炎でも骨吸収は認められます．しかし，歯周炎による骨消失は基本的に全顎的に認められます．垂直的吸収の場合もありますが，原因として腫瘍の存在を疑わなければ両者を鑑別できることになります．

歯原性の悪性腫瘍として最も頻度の高いエナメル上皮がんは，悪性腫瘍の特徴である境界の不明瞭化，辺縁の不規則性が認められ，さらに皮質骨は破壊性

Chapter 3 歯科臨床において遭遇する代表的疾患の歯科用CBCT画像とCT画像

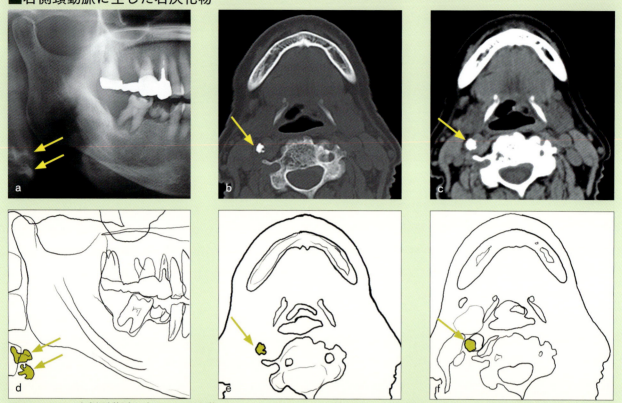

図3-18a〜f 右側頸動脈に生じた石灰化物．a：パノラマエックス線画像．右側頸椎の前縁部に不整な不透過像を認める（黄矢印）．b：CT画像．舌骨レベルのaxial像．頸椎の右前方に塊状のhigh density structureを認める（黄矢印）．c：bと同レベルの軟組織モード．右側頸動脈に生じた石灰化物であることがわかる（黄矢印）．d〜f：a〜cの解剖図．

を示すようになります（図3-17a〜c）．

転移性腫瘍は顎骨由来の悪性腫瘍としては頻度の多いものです．腺系の悪性腫瘍は骨転移を生じやすいと考えられています．画像上からは，顎骨を中心に発症する悪性腫瘍の特徴を認めます．とくに，腺系の悪性腫瘍では不整形のhigh density structureを含む場合が見られます．

IV 全身疾患を疑う画像所見と軟組織の異所性石灰化など

　パノラマエックス線画像から全身疾患の発症を疑う所見として，頸動脈の石灰化と動脈硬化症および下顎骨下縁の菲薄化と骨粗しょう症が挙げられます．

1．頸動脈の石灰化

　パノラマエックス線画像で描出される頸動脈の石灰化と脳卒中の発症の関連性に注目が集まっています．頸動脈の石灰化はパノラマエックス線画像からは第三および第四頸椎の周囲に見られる塊状のエックス線不透過像として認められます（図3-18a, d）．

　またCT画像からは頸動脈に沿って不整形を呈するhigh density structureとして描画されます（図3-18b, c, e, f）．

■骨粗しょう症

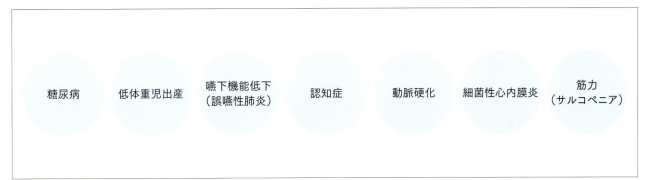

図3-19a〜h 骨粗しょう症．a, b：健常者と骨粗しょう症患者のパノラマエックス線画．パノラマエックス線画を用いての診断にはオトガイ孔（黄矢印）から下顎骨下縁に垂線を降ろし，その部位における下顎骨下縁皮質骨の厚み（赤矢印）を計測する．a：厚みは約5 mmであり，健常者と判断できる．また下顎骨下縁皮質骨と骨髄の境界が明瞭である．b：厚みは1 mm程度であり，骨粗しょう症の可能性が高いと判断できる．さらに下顎骨下縁皮質骨と骨髄の境界が不明瞭である．c, d：健常者と骨粗しょう症患者のCT画像のaxial像．CT画像からは下顎骨下縁皮質骨の厚みのほか，骨梁の粗造化からも判断できる．c：健常者では骨梁がシャープで明瞭である．d：骨粗しょう症患者では骨梁が粗造である（円）．e〜h：a〜dの解剖図．

図3-20 歯周炎と関連する全身疾患．

2．骨粗しょう症

骨粗しょう症のスクリーニングとしてパノラマエックス線画像の有効性が確認されています．パノラマエックス線画像中のオトガイ孔から下顎骨下縁に垂線を降ろし，その下顎骨下縁の厚みを計測します．厚みが3.5mm以下であれば，骨粗しょう症のリスクありと判断します．同時に，下顎骨下縁の形態が不整であれば，リスクありと考えます（図3-19a, b, e, f）．

またCT画像からは皮質骨の菲薄化および骨梁の粗造化を認めれば骨粗しょう症のリスクありと考えます（図3-19c, d, g, h）．

3．歯周炎

最近の研究から，糖尿病や低体重児出産は歯周炎と関連する可能性があることが示されています（図3-20）．糖尿病の増悪因子の1つに歯周炎が挙げられ，歯周炎の原因の1つに糖尿病の可能性が疑われ

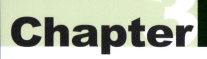

Chapter 3 歯科臨床において遭遇する代表的疾患の歯科用CBCT画像とCT画像

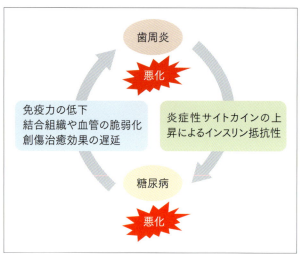

図3-21 糖尿病と歯周炎は，互いに負のスパイラルとなる関係にある．

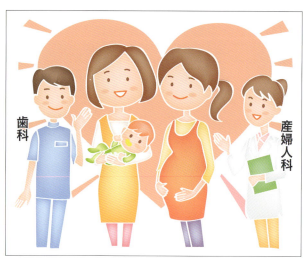

図3-22 早産と歯周炎の関係を抑制するためには，歯科医院と産婦人科の連携が必要である．

ています[2]．

　糖尿病による免疫力の低下，結合組織や血管の脆弱化および創傷治癒効果の遅延により歯周炎が惹起されます（図3-21）．そのため，糖尿病のコントロールに加えて，歯周炎の治療を適切に施すと歯周炎の治療効果が向上すると考えられています[2]．

　また低体重児出産と妊娠中の歯周炎との間にも関連性が認められています．妊娠中は歯周炎になりやすく，それにより早産による低体重児出産のリスクが上昇するのです[3]．

　したがって産婦人科と歯科はお互い緊密に連携を図り，妊娠中には歯科医院で定期的にメンテナンスを行うことで，歯周炎の抑制を図る必要性が提唱されています（図3-22）．

参考文献

1．公益社団法人日本口腔外科学会（編）．BRONJ治療に関する実態調査．2015．
2．日本糖尿病学会（編集）．科学的根拠に基づく糖尿病治療ガイドライン2013．東京：南江堂．2013．
3．Stamilio DM, Chang JJ, Macones GA. Periodontal disease and preterm birth：do the data have enough teeth to recommend screening and preventive treatment? 2007：Am J Obstet Gynecol. Feb；196（2）：93-94.

Chapter

歯科用CBCTの歯内療法への臨床応用

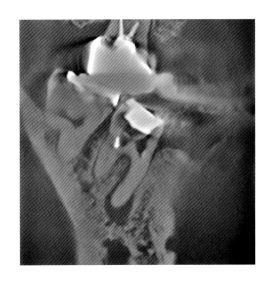

Chapter 4 歯科用CBCTの歯内療法への臨床応用

I 歯内療法における歯科用CBCTの重要性

　歯科用CBCTの登場により歯内療法にはパラダイムシフトが起きています．これまでは歯・歯髄腔・根尖歯周組織の形態や位置関係はデンタルエックス線画像やパノラマエックス線画像などの二次元情報に解剖学的知識を合わせて判断するしかありませんでしたが，歯科用CBCTの三次元情報により生体内の正確な位置関係を把握できるようになりました．

　歯内療法にパラダイムシフトをもたらした機器として歯科用実体顕微鏡(Dental Operating Microscope)も挙げられます(図4-1)．歯科用実体顕微鏡下の歯内療法(Microendodontics)では手指感覚でしか捉えられなかった髄室形態や根管口を検出できるようになり，歯科用実体顕微鏡下の外科的歯内療法(Endodontic Microsurgery)，とくに歯根尖切除法では根尖の切断面における根管やイスムス構造の詳細な観察と的確な逆根管充填が可能となりました．

　歯科用CBCTと歯科用実体顕微鏡を用いるModern Endodonticsは従来の歯内療法と比較すると精度が格段に向上しています．しかし各機器の単独使用ではModern Endodonticsにおける高精度の診断・治療を行うことはできません．歯科用CBCTは，治療中の画像をオンタイムで読影することはできませんし，亀裂などの歯質表層に存在する変化は検出できません．

　一方，歯科用実体顕微鏡は，治療中の使用においてその性能を発揮し，歯・髄室の表面にある微細構造を検出できますが，歯根内部における根管の位置や弯曲状態，根尖病変の位置など組織内部の三次元的構造は観察できません．

　Modern Endodonticsにおける歯科用CBCTの役割は大きいですが，歯科用実体顕微鏡との併用が必須です．歯科用CBCTと歯科用実体顕微鏡の併用により，外科的歯内療法を含めた通常の歯内療法はもちろんのこと，これまでは諦めるしかなかった偶発症への対応も可能な範囲が拡大し，歯を保存できる確率は飛躍的に向上しています．

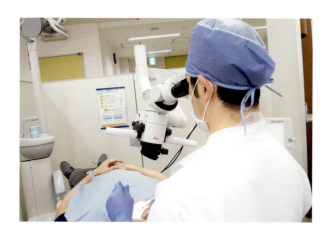

図4-1　歯科用CBCTと併用する歯科用実体顕微鏡．

II 歯・歯髄腔，根尖病変の三次元形態の把握

　エナメル質・象牙質に発症したう蝕を含む硬組織疾患の大半は，直視や口腔内カメラあるいは歯科用実体顕微鏡による視診とデンタルエックス線画像を組み合わせることで疾患の広がりを判断することができます．歯科用CBCTが最もその機能を発揮するのは歯髄炎や根尖性歯周炎といった歯内療法の対象となる疾患への使用時です．アクセスオープニング前に歯科用CBCT画像から髄腔形態や根管の数・形態を三次元的に把握することで的確な髄腔開拡と根管拡大・形成を実施できます．

　根尖性歯周炎の診断では，デンタルエックス線画像では不可能な根尖病変の頬舌的広がりや隣接歯根尖との位置関係を歯科用CBCT画像から把握できるので，当該歯のみの治療で良いのか，あるいは隣接

■慢性根尖性歯周炎

a	b	c
d	e	f

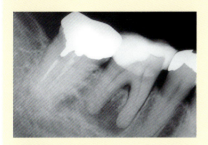
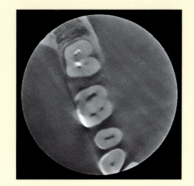
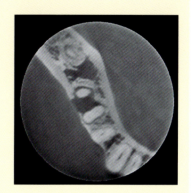
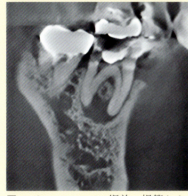
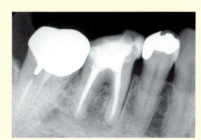
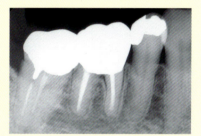

図4-2a〜f　a〜d：術前．根管および根尖病変の三次元的形態の把握．e：根管充填直後．f：根管充填10か月後．

歯への対処も同時に必要かを判断できます．

　このように歯科用CBCT画像の有無は歯内療法における治療計画立案に大きな影響を与えます．Endodontic Microsurgeryの1つである歯根尖切除法では，歯科用CBCT画像で根尖病変の三次元的形態や根尖部根管の位置を把握したのちに歯科用実体顕微鏡下で根尖を切除します．歯根内部・外部吸収の診断においてもデンタルエックス線画像では検出できない頰舌側の吸収状態を歯科用CBCT画像では明瞭に検出できます．さらに，放射線被ばくを考慮する必要はありますが，術後経過における根尖歯周組織の治癒状態も歯科用CBCTでは正確に把握できます．以下に歯科用CBCTと歯科用実体顕微鏡の併用が効果的であった症例を示します．

1．一般的な慢性根尖性歯周炎における根尖病変

　図4-2a〜fは下顎右側第一大臼歯の頰側歯肉に瘻孔を形成して来院した女性(59歳)の症例です．デンタルエックス線画像(図4-2a)からはやや狭窄した近遠心の根管，分岐部における骨吸収，および近遠心根尖を含む根尖病変が認められます．

　歯科用CBCT画像による歯根中央付近のaxial像(図4-2b)からは2根管性の近心根と頰舌的に広がる1根管性の遠心根を，根尖付近axial像(図4-2c)からは頰側皮質骨を破壊している根尖病変を確認できます．またsagittal像(図4-2d)からはデンタルエックス線画像より鮮明に根尖病変の範囲を特定できます．

　図4-2eに感染根管治療により症状が消退し根管充填を行った直後の，図4-2fに根管充填10か月後のデンタルエックス線画像を示します．本症例のような典型的な根尖性歯周炎では，術前の歯科用CBCT画像で根尖病変の範囲を把握しておくとデンタルエックス線画像のみによる術後治癒経過の観察が可能です．

Chapter 4

歯科用CBCTの歯内療法への臨床応用

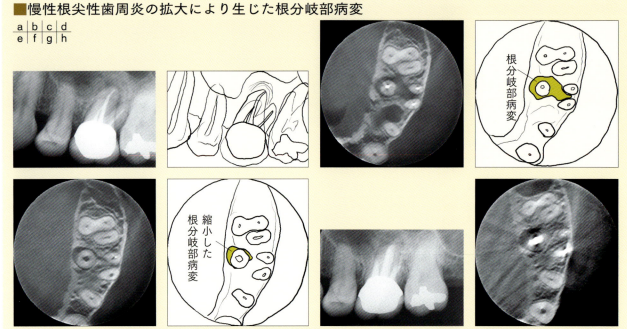

■慢性根尖性歯周炎の拡大により生じた根分岐部病変

図4-3a〜h　a：デンタルエックス線画像からは病変の範囲はわからない．b：aの解剖図．c：歯科用CBCTのaxial像からは根分岐部に広がる病変を検出できる．d：cの解剖図．e：根管貼薬9か月後．根分岐部病変の縮小が確認できる．f：eの解剖図．g, h：根管充填8か月後．

2．根分岐部に拡大した根尖病変

　図4-3a〜hは上顎左側第一大臼歯の鈍痛と頬側歯肉腫脹を主訴として来院した女性（44歳）の症例です．腫脹部には瘻孔が形成されていました．術前デンタルエックス線画像（図4-3a, b）からは口蓋根の根尖部周囲から根分岐部側に病変が広がっているように見えますが，その範囲は判断できません．

　病変および根管の三次元的形態を精査するために撮像した術前の歯科用CBCTのaxial像（図4-3c, d）からは根分岐部に大きく広がる病変が確認できます．感染根管治療を実施し，水酸化カルシウム製剤を貼薬して症状が消退した9か月後に根分岐部病変を確認するために撮影したaxial像（図4-3e, f）からは，根分岐部に広がっていた病変は口蓋根に限局していることが確認できました．

　根管充填から8か月後のデンタルエックス線画像（図4-3g）では口蓋根根尖部に骨欠損を示す透過像が確認できますが，同時期に撮像したaxial像（図4-3h）からは根分岐部の治癒状態は維持されていることが確認できます．本症例のように，通常のデンタルエックス線画像では検出できない根分岐部病変の変化を歯科用CBCTでは明確に把握できます．

3．閉鎖根管

　加齢，咬耗を誘発する強い咬合圧，う蝕などの硬組織疾患など，歯髄腔は多様な原因により狭窄します．髄室や根管が狭窄すると歯内療法の難易度が上がります．高齢者の歯でよく認められるdisk-like chamberと呼ばれる髄室の狭窄はデンタルエックス線画像で判断し，歯科用実体顕微鏡下で慎重に天蓋除去や根管口の探索を行うことでパーフォレーションなどの偶発症を回避できます．しかし根管の狭窄は三次元的形態を把握しないと，狭窄の結果として根管が完全に閉鎖しているのか，あるいは閉鎖しているのは根管口付近のみで根尖まで穿通可能な根管なのかはわかりません．歯科用CBCTによる精査な

■閉鎖根管

a	b	c
d	e	f

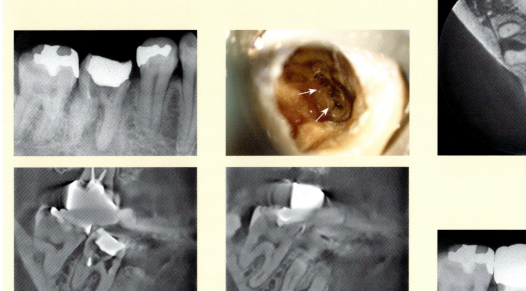
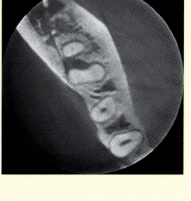
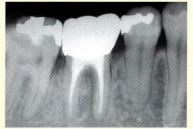

図4-4a〜f　a：術前のデンタルエックス線画像では根管を確認できない．b：歯科用実体顕微鏡下での根管内の石灰化物（矢印）．c〜e：歯科用CBCT画像からは根管が検出できる．c：axaial像．d, e：sagittal像．f：根管充填3か月後のデンタルエックス線画像．

しに根管穿通を試みると根管壁にパーフォレーションを起こしてしまうこともあります．

　図4-4a〜fは根管閉鎖のために治療が困難ということで紹介来院した女性（35歳）の症例です．術前のデンタルエックス線画像（図4-4a）からは前医によって根管口付近までアクセスオープニングが試みられていること，近心根根尖部には根尖病変が認められるものの根管が不明瞭であることがわかります．

　歯科用実体顕微鏡下における視診でも根管口部は石灰化物で満たされていることが確認できました（図4-4b）．根管と根尖病変の三次元的形態の精査を目的に撮像した術前の歯科用CBCT画像のaxial像（図4-4c）およびsagittal像（図4-4d：近心根管，図4-4e：遠心根管）からは，両根とも根管は極度に狭窄しているものの部分的に根管と思われるlow density areaが検出できました．以上の診査結果をもとに歯科用実体顕微鏡下で超音波機器を用いて根管内石灰化物を慎重に除去することで根管壁にパーフォレーションを起こすことなく根尖孔穿通を行うことができました．

　根管充填3か月後のデンタルエックス線画像（図4-4f）からは，根管充填材は根尖孔まで緊密に充填され根尖病変が縮小していることが確認できます．この症例のように以前は諦めるしかなかった歯髄腔狭窄症例に対しても，歯科用CBCT画像による根管の把握と歯科用実体顕微鏡下での治療で対応できるケースは増加しています．

Chapter 4 歯科用CBCTの歯内療法への臨床応用

■歯根吸収

a|b|c|d

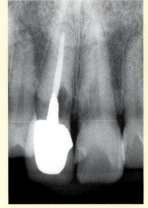
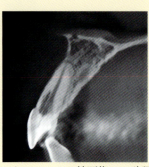
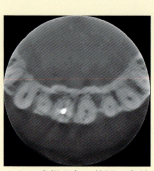
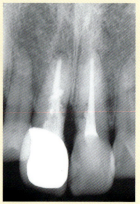

図4-5a〜d　a〜c：術前．デンタルエックス線画像では確認できない歯根吸収の範囲が歯科用CBCT画像では検出できる．b：sagittal像．c：axial像．d：歯根吸収部封鎖，根管充填，補綴処置後のデンタルエックス線画像．

■歯根吸収

a|b|c

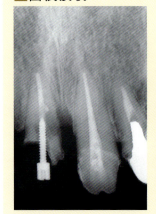
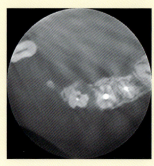
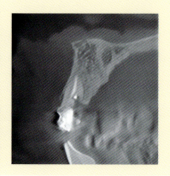

図4-6a〜c　a〜c：術前．デンタルエックス線画像では確認できない口蓋側の歯根吸収および骨吸収が歯科用CBCT画像では検出できる．b：axial像．c：sagittal像．

4．歯根吸収

　外傷をはじめとするさまざまな要因で歯根吸収が生じます．吸収の程度によって保存の可否が決定されますが，歯科用CBCTと歯科用実体顕微鏡を併用することで保存可能な症例が増加しています．

　図4-5a〜dは上顎両側中切歯に生じた歯根吸収の治療で紹介来院した女性(36歳)の症例です．術前のデンタルエックス線画像(図4-5a)からは両歯とも近心側に歯根吸収が認められます．左側中切歯の歯科用CBCT画像のsagittal像(図4-5b)からは歯根吸収が歯頸部付近から根尖方向に進行していること，axial像(図4-5c)からは両歯とも骨吸収などは認められないことがわかります．

　歯根吸収の三次元的な広がりと骨吸収状態から保存可能と判断し，歯科用実体顕微鏡下で吸収部の封鎖・充填後に歯内療法および補綴治療を行いました(図4-5d)．

　図4-6a〜cは同じく上顎右側中切歯の歯根吸収で紹介来院した女性(49歳)の症例です．この症例では，術前のデンタルエックス線画像(図4-6a)では判断できない口蓋側の歯根吸収・骨吸収の広がりが歯科用CBCT画像のaxial像(図4-6b)とsagittal像(図4-6c)から確認でき，歯科用実体顕微鏡下での治療も困難なことがわかります．このように歯科用CBCT画像は歯の保存の可否判断に大きな影響を与えます．

決定版 実践マニュアル　歯科用CTの見かた・読みかた

■根管内破折器具の除去

a | b

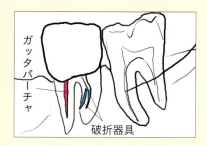
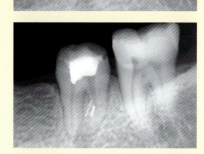

図4-7 a, b　a：術前のデンタルエックス線画像．b：aの解剖図．

c | d

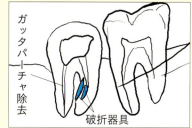

図4-7 c, d　c：ガッタパーチャ除去後のデンタルエックス線画像．d：cの解剖図．

e | f

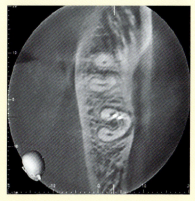
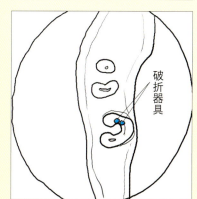

図4-7 e, f　e：歯科用CBCT画像のaxial像から根管内破折器具の位置関係を把握する．f：eの解剖図．

g | h | i

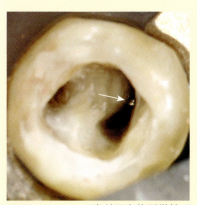
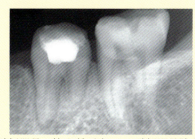
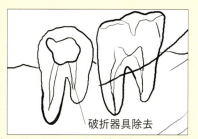

図4-7 g〜i　g：歯科用実体顕微鏡下での破折器具の検出（矢印）．h：破折器具除去後のデンタルエックス線画像．i：hの解剖図．

III 歯内療法時に生じうる偶発症への対応

　歯内療法時に生じうる偶発症を想定して事前にそのリスクを回避することが重要ですが，リスクをゼロにすることは不可能です．偶発症を起こさないようにする技術とともに，偶発症が生じた時に対応す

61

Chapter 4 歯科用CBCTの歯内療法への臨床応用

るための診断・治療の技術も重要となります.

　歯内療法時に起きやすい偶発症としてパーフォレーションや根管内での器具破折があります. 歯冠部や根管口手前で生じた偶発症は歯科用実体顕微鏡があればほとんどの場合対処可能です. しかし根管内で偶発症が生じた場合, 三次元的な位置を把握していないと治療中にさらなる偶発症を引き起こすことになります. 歯科用CBCT画像で根管内に生じたパーフォレーションや器具破折の三次元的位置を把握してから歯科用実体顕微鏡下で対処することが重要です.

　図4-7a〜iは下顎左側第二大臼歯の根管内に残存する破折器具の除去を目的に紹介来院した男性(60歳)の症例です. 術前のデンタルエックス線画像(図4-7a, b)からは遠心側根管の中央から根尖側に向かう根管形成用ファイルと思われる不透過像が確認できます. 鋳造冠とガッタパーチャポイントを除去し, 当該歯が樋状根管であることを確認したのちに撮影したデンタルエックス線画像(図4-7c, d)からは2つの破折器具が遠心根管内の根中央側に近遠心的に並んで存在しているように見えます.

　破折器具の根管内における三次元的位置関係の確認と根尖病変の形態を精査する目的で撮像した歯科用CBCT画像のaxial像(図4-7e, f)からは, 2つの破折器具が頬舌的に並んでいることが確認できました. 当該歯の三次元的形態と破折器具の位置関係を把握したのちに, 歯科用実体顕微鏡下で破折器具を確認・除去しました(図4-7g). 破折器具除去後に撮影したデンタルエックス線画像(図4-7h, i)からは根管内に認められたすべての破折器具が除去できているのが確認できます. このように, 歯科用CBCTと歯科用実体顕微鏡を併用することで偶発症に対する処置の確実性は向上します.

Ⅳ 今後の歯内療法における歯科用CBCTの重要性

　現時点における国内での歯科用CBCTや歯科用実体顕微鏡の普及率はそれほど高くありません. しかし歯内療法のグローバル・スタンダードはすでに両機器を併用するModern Endodonticsにシフトしています.

　また超高齢社会となった今, 歯科医院を受診する高齢者の歯内療法の割合も増加していますが, 高齢者の歯および歯髄腔はより複雑な形状をしており, 三次元的形態に関する正確な情報と拡大視野下で治療する技術がなければ対応不可能です. 歯科用CBCTは歯科用実体顕微鏡とともに患者のために必要な機器と言えます.

参考文献

1. 北村知昭(編著). マイクロエンドをはじめよう 超! 入門テキスト. 東京：医歯薬出版. 2013.
2. 北村知昭, 鷲尾絢子. 第14章 歯科用実体顕微鏡を応用した歯内治療. In. 勝海一郎, 興地隆史, 石井信之, 中田和彦(編). 歯内治療学 第5版. 東京：医歯薬出版. 2018；225-234.
3. 吉居慎二, 北村知昭, 青木隆憲. 第2章 治療用機器. 3エルゴノミクスの視点を取り入れた快適性 ライカマイクロシステムズ歯科用マイクロスコープ. In. 古澤成博, 中田和彦, 阿部 修(編集). Dental DIAMOND 増刊号 器材・薬剤からみる歯内療法のすぐれモノ. 東京：デンタルダイヤモンド社. 2018；49-52.

Chapter 5

歯科用CBCTの歯周疾患への臨床応用

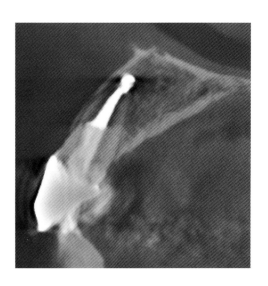

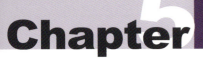

歯科用CBCTの歯周疾患への臨床応用

I 歯周病の診断を行う際の各種検査法

　歯周組織は歯肉(上皮と結合組織)，骨膜および「歯槽骨－歯根膜－セメント質」から構成されます．歯の周りの病気である「歯周病」の診断を行う場合，通常，歯肉縁上プラーク，炎症および組織破壊の程度の3段階に加えて咬合検査を行います．鑑別診断するための手段には診査，診察および各種検査があります(表5-1)．

　すべての検査を行うのではなく，鑑別診断に必要と思われる重要度の高い検査を選んで効率良く診断します．歯周組織破壊の程度を判断する場合，情報量がもっとも多い画像検査は不可欠です．「歯槽骨－歯根膜－セメント質」の状態を正確に把握できることが理想ですが，現在の画像解析ではセメント質と象牙質の区別はできないので，「固有歯槽骨－歯根膜」を示す歯槽硬線と歯根膜腔の画像から歯周組織の状態を間接的に判断します．

　通常は二次元画像(デンタルエックス線画像かパノラマエックス線画像)を撮影してほかの診査や検査結果と併せて総合的に解釈して患者の主訴や臨床症状(歯肉の疼痛，腫脹，歯の動揺，自発痛，咬合痛など)の原因を臨床推論します[1]．慢性の多因子性疾患である歯周病の病態には多数の因子がかかわるため，鑑別診断に際しては画像検査に加えて患者の年齢，患歯の病歴および歯周検査結果を勘案し，矛盾なく患歯の病状を説明できる「物語」を想定したうえで鑑別診断することが最善解です[2]．

　もちろん，例外と瑕疵(かし)は常に存在します(後掲図5-3g参照)．たとえば，初期あるいは複合的な歯根破折，穿孔などの医原病あるいはセメント質剥離が原因である場合，いわゆる典型的な画像パターンを示さない症例では既存の検査法で鑑別診断がつかないことがあります．そのような場合には，診断的治療(外科的診断)を実施して，症例によっては病理検査を併用して診断と治療を同時に行いますが，歯科用CBCT検査によって術前に有益な情報が得られることが少なくありません．

　もっとも，歯科用CBCTを含めて最新の検査方法によって格段に高い診断率が得られるかと言えば，決してそうではありません．医療の世界では，「感度100%の検査は存在しない」という格言があります．現代医学の検査は決して万能ではありません．病気を見つける鋭敏度(感度)，あるいは病気でないことを保証する確率(特異性)が検査ごとに異なります[3,4]．歯科用CBCT画像検査にしても同様に，万能ではないことを念頭におき，過信しない姿勢が必要です．

表5-1　歯周病の診断を目的とした診査，診察および検査

診査，診察および検査	手法・目的
非侵襲性あるいは低侵襲性	問診(患者の年齢，患歯の既往歴，全身疾患の有無など)，視診，触診，聴診，歯の動揺度，フレミタス，咬合診査
	画像検査(歯科用CBCT画像，デンタルエックス線画像，パノラマエックス線画像)
侵襲性	打診，ポケットプロービング，ボーンサウンディング，温度診，歯髄電気診，血液検査，病理検査
診断的治療(外科的診断)	初期あるいは複合的な歯根破折，穿孔などの医原病，あるいはセメント質剥離が原因などの典型的な画像パターンを示さない症例に対して行う

歯周病の診断を行う際に各種検査があり，侵襲度が異なるため，非侵襲または低侵襲性診査から始める．通常は，ポケットプロービングが簡易で侵襲性が低く，保険適応になっているため，デンタルエックス線画像検査と併せて行う．これらの検査でも十分な情報が得られない症例に対しては歯科用CBCT検査を実施している．

■根尖性歯周炎

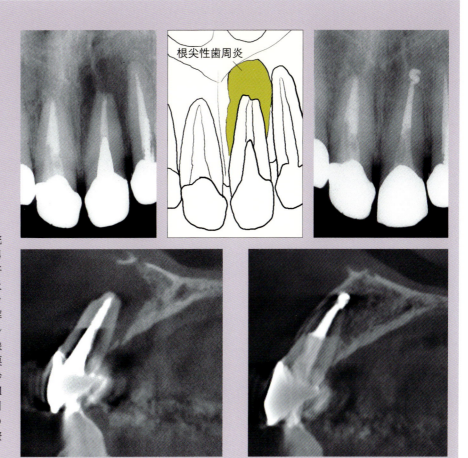

a	b	c
d	e

図5-1a〜e 患者は某歯科医院より治療を依頼された20代の男性（a, c〜eは，参考文献8より許可を得て転載）．a：初診時の上顎中切歯の根尖性歯周炎のデンタルエックス線画像．b：aの解剖図．c：治療2年後のデンタルエックス線画像．根尖部透過像の消失，歯槽硬線および歯根膜腔が明瞭に観察できる．d：初診時，歯科用CBCT画像のsagittal像．e：治療終了2年後の歯科用CBCT画像のsagittal像．唇側の骨および歯根膜腔の出現が明瞭である．

II 歯科用CBCTの適用範囲

　二次元的画像検査だけから歯周組織の状態を正確に把握することは困難です．とりわけ，根分岐部病変，骨内欠損，歯内－歯周複合病変，患歯と上顎洞あるいは下歯槽管との解剖学的関係，歯根破折，歯根吸収，穿孔が疑われる場合には三次元画像で空間的な観察が可能な歯科用CBCT検査が有効です[5〜7]．歯科用CBCT画像から評価できるのは主に硬組織ですが，歯と歯槽骨の間にある歯根膜腔の幅，骨頂や歯根の歯槽硬線の消失や出現する画像から間接的に歯周組織の状況を評価できます．

　歯科用CBCTが実用化される以前は，歯肉の腫脹や疼痛を訴えて来院した患者の診査を行う際に，ボーンサウンディングを行い，骨欠損部位の特定を試みましたが，歯科用CBCTを利用できるようにな り，あらかじめ骨欠損形態が正確に予測可能になったため，患者説明や切開線の位置の決定が容易になりました．

　一方，歯科用CBCTの限界は，軟組織（上皮，結合組織，骨膜，歯根膜）の状態を評価できないことです．閉鎖巣である根尖性歯周炎の場合，骨吸収の程度が大きくても，歯根膜や骨膜は正常であれば，感染根管治療のみで良好な治癒を得られますが，術前に骨膜や歯根膜の状態を把握することはできません．治療結果から歯根膜に問題がなかったことを逆向きに推論しています（図5-1a〜e）[8]．

　また開放巣の歯周炎では，骨内欠損の根尖側は比較的正常に戻りますが，歯頸部寄りの再生は難しいのが現状です（図5-2a〜j）．

Chapter 5

歯科用CBCTの歯周疾患への臨床応用

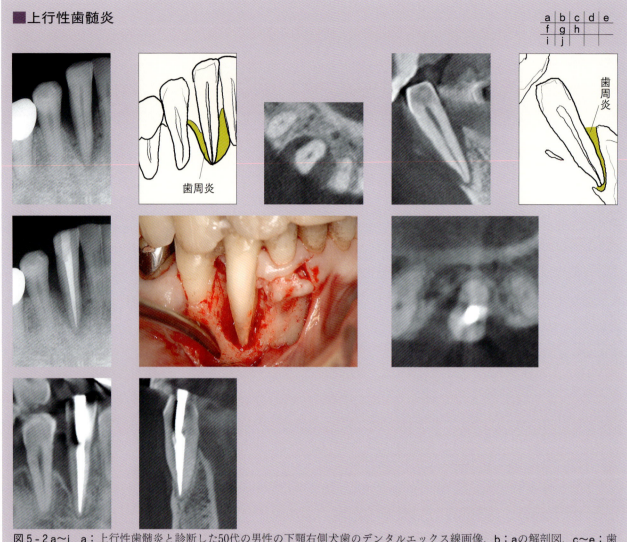

図5-2a〜j　a：上行性歯髄炎と診断した50代の男性の下顎右側犬歯のデンタルエックス線画像．b：aの解剖図．c〜e：歯科用CBCT画像．c：axial像．d：sagittal像．e：dの解剖図．f：抜髄後のデンタルエックス線画像．g：口腔内所見．患歯の状態．根尖まで骨吸収が進行している．h〜j：歯周外科治療後の歯科用CBCT画像．h：axial像．i：coronal像．j：sagittal像．

III 歯周疾患の診断と治療における歯科用CBCTの応用例

1．歯内−歯周複合病変

Simonの分類にあるように，初発疾患によって3つに細分類されます．概念としては，歯根膜の残存度に依存して予後が決まるため，歯周疾患の占める割合が高いほど，予後は悪くなります．

上行性歯髄炎や重度歯周炎によって歯根膜腔の拡大，歯槽骨吸収および歯の動揺を認める場合，歯根膜が残存していれば，術後に歯槽硬線が出現します（図5-2i参照）．

図5-3a〜gは上顎右側前歯の歯肉退縮と歯の動揺を主訴として来院した男性（30代）の症例です．上顎右側中切歯には広汎な深い歯周ポケットがあり，根尖病変も認められました（図5-3a, b）．歯科用CBCTのaxial像（図5-3c, d）から，歯根膜腔の拡大と皮質骨様のhigh density structureを観察し，歯周ポケットが深いことを勘案して，歯根膜が失われているため既存の治療では治癒の機転を取らない可能性が高いと判断しました．Sagittal像からは，歯周

決定版 実践マニュアル　歯科用CTの見かた・読みかた

■歯周ポケットと根尖病変が交通している歯内－歯周複合病変の疑い

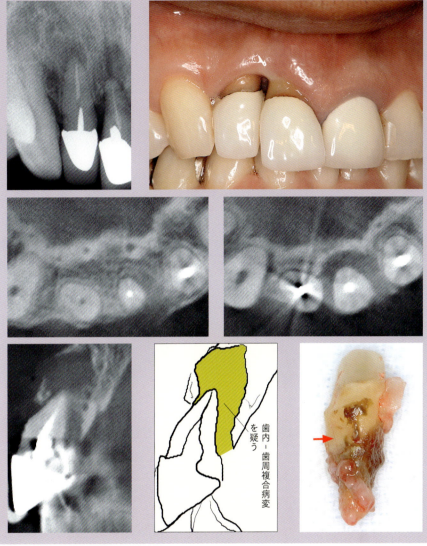

図5-3a〜g　a：歯内－歯周複合病変を疑った30代の男性の上顎右側中切歯のデンタルエックス線画像．b：口腔内の状態．c〜e：上顎右側中切歯の歯科用CBCT画像．c,d：axial像．e：sagittal像．f：eの解剖図．g：抜歯後に歯根破折を確認．

ポケットと根尖病変が交通していることがわかります(図5-3e,f)．根管治療の効果は得られず，診断的治療を行い，根尖まで歯石の付着を認めたため，抜歯を選択しました．この画像については術前に患者に説明しておいたので，患者の理解が得られやすかったと思います．ただし，抜歯後に患歯を精査した際，歯根破折を確認しました(図5-3g)．結局，根尖性歯周炎＋歯根破折の病態が歯内－歯周複合病変のように観察されたと考えられます．

図5-4a〜kは医原病による根尖性歯周炎が初発で歯周ポケットと病変が交通したと診断された歯内－歯周複合病変で，through and throughの骨欠損を生じていた下顎側切歯にGTR法を応用した歯周組織再生療法を適応し，9年間良好な予後を確保している男性(60代)の症例です．唇舌側の骨の厚みが薄いことや歯根の唇側骨が欠損していることがわかります(図5-4d，図5-4i参照)．

2．根分岐部病変と骨内欠損

図5-5a,bは咬合時の違和感を主訴に来院した女性(50代)の症例です．デンタルエックス線画像のみから根分岐部病変や骨内欠損の状態を正確に把握することは困難ですが(図5-5a)，歯科用CBCT画像から口蓋根のみが重度歯周炎に罹患していること

Chapter 5

歯科用CBCTの歯周疾患への臨床応用

■医原病による根尖性歯周炎初発の歯内－歯周複合病変

a	b	c
d	e	f
g	h	
i	j	k

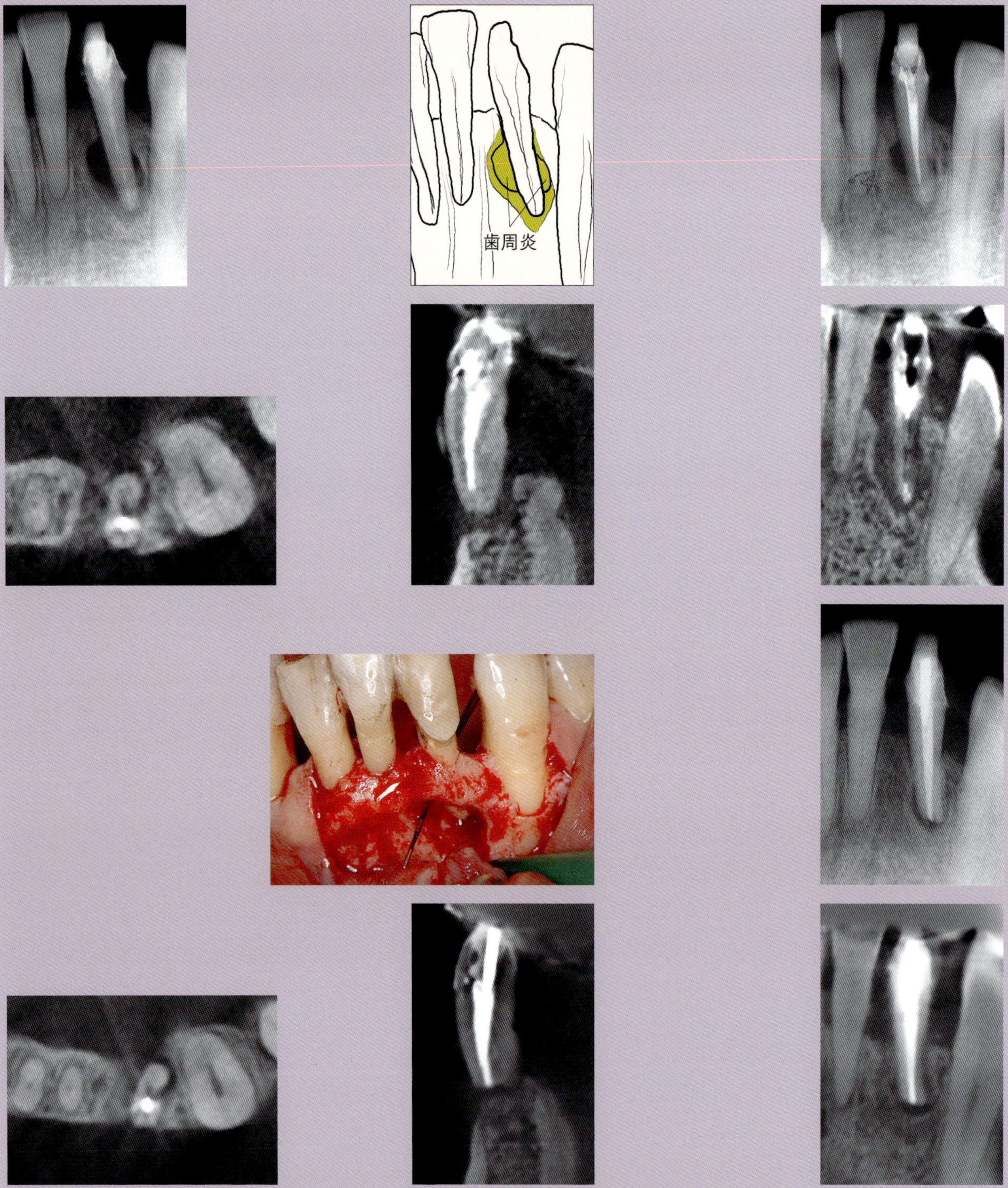

図5-4a〜k　a：歯内－歯周複合病変と診断した60代の男性の下顎左側側切歯のデンタルエックス線画像. b：aの解剖図. c：感染根管治療後のデンタルエックス線画像. d〜f：歯科用CBCT画像. d：axial像. e：sagittal像. f：coronal像. g：GTR法を応用した歯周組織再生療法を行った際の口腔内の状態. h：治療8年後のデンタルエックス線画像. i〜k：治療9年後の歯科用CBCT画像. i：axial像. j：sagittal像. k：coronal像.

■口蓋根の重度歯周炎

a|b

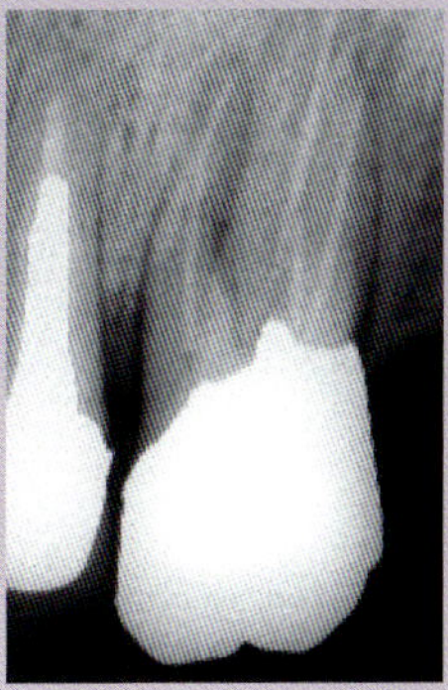

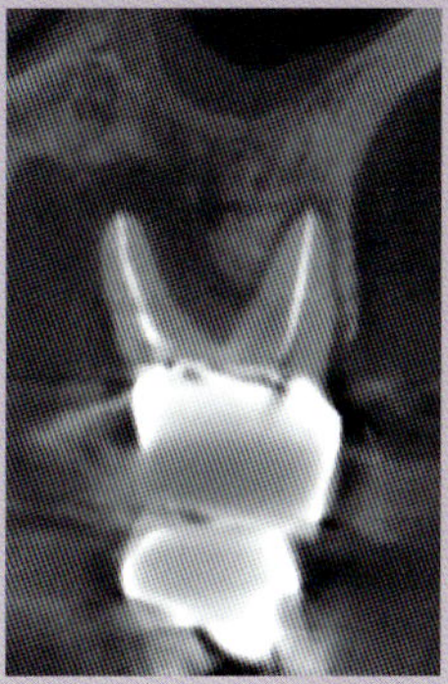

図5-5a,b　a：咬合時の違和感を訴えた50代の女性の上顎第一大臼歯のデンタルエックス線画像．b：歯科用CBCT画像のsagittal像．口蓋根周辺の骨吸収が根尖を越えていたため口蓋根の抜根を行った．

■根分岐部病変（Lindheの分類ClassⅡ）

```
      | a
b|c|d|e
```

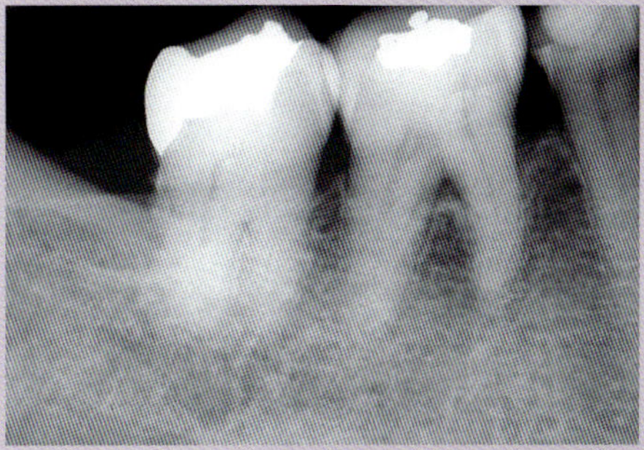

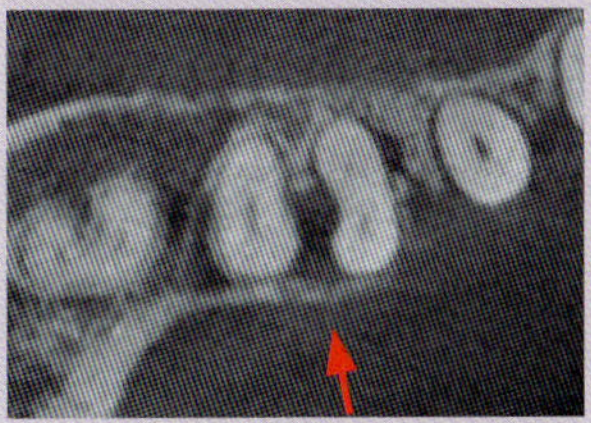

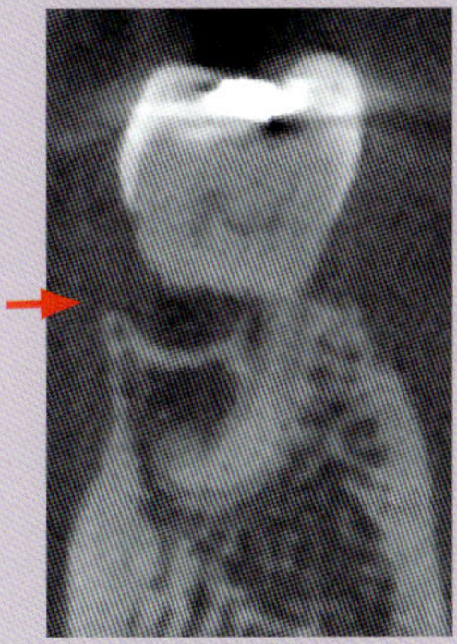

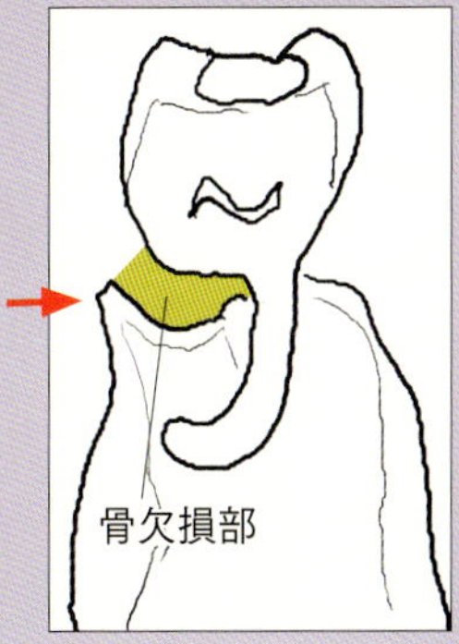

骨欠損部

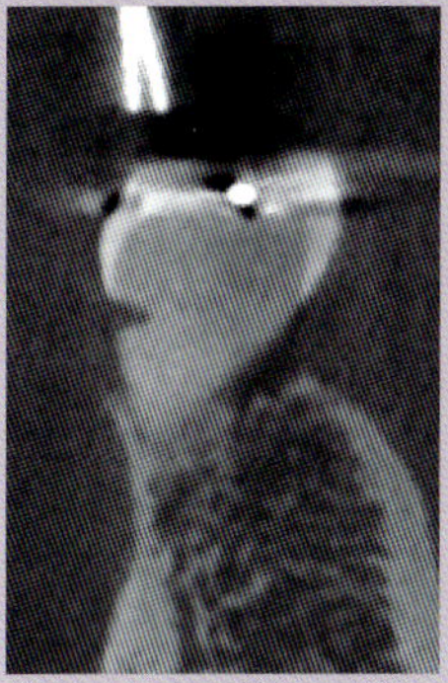

図5-6a〜e　a：根分岐部病変ClassⅡと診断した50代の女性の下顎第一大臼歯．初診時のデンタルエックス線画像．b〜e：歯科用CBCT画像．b：axial像．c：分岐部のsagittal像（両矢印は骨欠損部）．d：cの解剖図．e：sagittal像．CEJ直下のくさび状欠損．

が判断できたため（図5-5b），歯肉弁を剥離翻転することなく，口蓋根のみを抜根しました．このように術前に根分岐部病変の三次元的特徴を知ることができれば，より低侵襲な方法を選択可能になります．

図5-6a〜lはLindheの分類ClassⅡの頬側の根分岐部病変（図5-6a）でGTR法を適応した女性（50代）の症例です．根分岐部用プローブを使用しなくても，歯科用CBCTのaxial像から約半分骨吸収が進行していることが明瞭にわかります（図5-6b〜e）．

二次手術後に付着歯肉幅が狭かったため，遊離歯肉移植術を適応しました．術後半年で根分岐部の透過像は消失し（図5-6f），歯科用CBCT画像（図5-6g〜i）からは，根分岐部病変が完全に治癒して頬側の皮質骨が再生していることがわかります．その後，CEJ直下の鋭角的なくさび状欠損（図5-6e参照）にはコンポジットレジン修復を行いました．

Chapter 5 歯科用CBCTの歯周疾患への臨床応用

■[前頁「根分岐部病変（Lindheの分類ClassⅡ）」症例の続き]

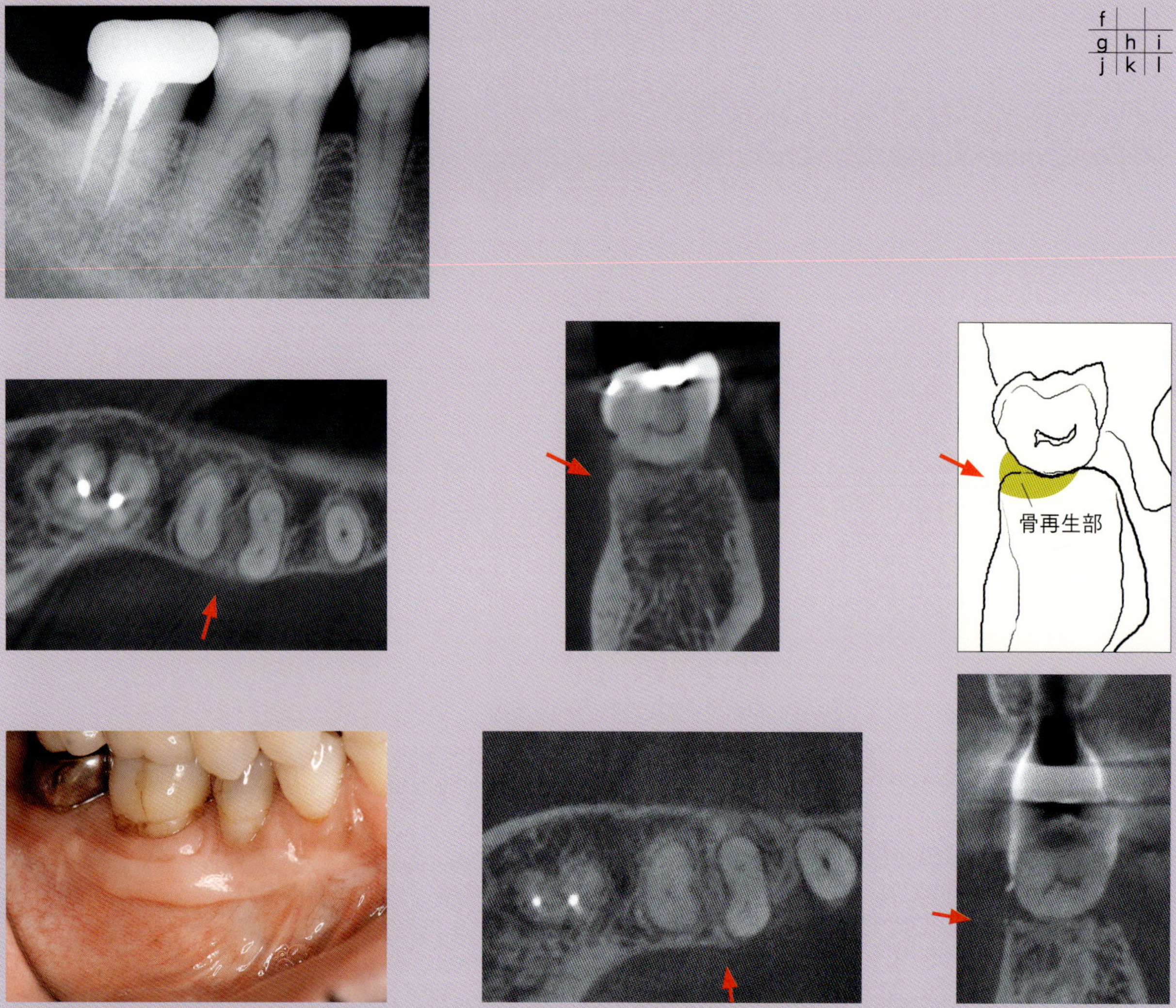

図5-6 f～l　f：初診時から半年後のデンタルエックス線画像．g～i：同時期の歯科用CBCT画像．g：axial像．h：分岐部のsagittal像（両矢印は骨再生部）．i：hの解剖図．J：9年後の口腔内の状態．k：同時期の歯科用CBCT画像のaxial像．l：分岐部のsagittal像（両矢印は骨再生部）．

術後9年，移植片は安定しており，歯周ポケットは3mm以下で，再生した根分岐部の骨は維持されています（図5-6 j～l）．

3．歯根破折

　失活歯で過剰な根管形成が行われた歯にしばしば垂直的歯根破折を生じている症例を経験します．通常は，歯根膜腔の均等な拡大と歯槽硬線の消失（ハローリージョン）や狭くて深い歯周ポケットの存在が診断のポイントに挙げられますが，例外もありま

す．

　図5-7 a～eは上顎右側側切歯部の歯肉周辺における歯肉腫脹と疼痛を主訴に来院した男性（60代）の医原病と思われる症例です．デンタルエックス線画像から過剰で直線的な根管形成がなされ，クレンチャーでもあるため歯根破折と推測しました（図5-7a）．ただし，患歯に通常認められる狭くて深い歯周ポケットとデンタルエックス線画像上のハローリージョンが認められませんでした（図5-7a参照）．

　歯科用CBCTで撮像してaxial像を観察すると，歯

■歯根破折

図5-7a〜e　a：腫脹および疼痛を主訴に来院した60代の男性の上顎右側側切歯のデンタルエックス線画像．b〜d：歯科用CBCT画像．b：axial像．歯根中央部では唇側骨が吸収している．c：axial像．歯頸部付近では皮質骨が存在する．d：sagittal像．根尖部周囲にlow density areaが認められ，シーラーと思われるhigh densityの粒子状物質が観察できる．e：診断的治療を行った際の口腔内の状態．予想どおり歯根中央に限局した歯根破折を認めた(矢印)．

頸部では皮質骨が存在して，歯根中央部では消失していたことから(図5-7b〜d)，歯根中央部に限局した歯根破折と判断し，外科的診断時に歯根中央部の歯根破折を確認しました(図5-7e)．術前に病変部の状態を予測できることは治療侵襲を減じるメリットになると思います．

IV　歯科用CBCT検査の臨床上の位置づけ

　本稿では，歯周病の診断における歯科用CBCTの位置づけと学術的評価，さらに歯科用CBCTを利用して診断および治療経過を観察している症例を提示しました．歯科用CBCTの三次元画像情報は歯科医師側だけでなく，患者説明にも有効だと思います．すべての症例で歯科用CBCT検査を行うわけではありませんし，歯科用CBCT検査の有無によって診断や治療方針が大きく変わる，あるいは決定されるわけではないと思いますが，既存の検査の補助的または付加的価値は十分にあるでしょう．とりわけ，歯科用CBCT画像には空間的な位置の把握が容易で，

誰にでもわかりやすい画像を提示できる利点があります．

　もっとも，歯科用CBCTがない時代に歯科治療のトレーニングを積んだ経験からすれば，前掲の**表5-1**に記載した各種検査を組み合わせた臨床推論と診断的治療を実践し，臨床推論のトレーニングを積むことも重要です．診断と治療は表裏一体であると考えます．

　現在のエビデンスは歯科用CBCTの有効性を支持しているものの，既存の方法を凌駕するメリットがあるというコンセンサスはなく，臨床論文をsys-

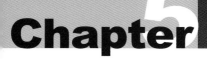

Chapter 5 歯科用CBCTの歯周疾患への臨床応用

tematic reviewして信頼できる臨床ガイドラインの作成が期待されている状況です[5〜7]．歯科用CBCTの撮像に伴うコスト，被ばく量，アーチファクトの問題あるいは撮像時間の短縮など，今後も検討とカイゼンを重ねることで，より安全で信頼される検査として定着すると思います．

参考文献

1. 高橋慶壮．歯内療法における臨床思考の技術．東京：デンタルダイヤモンド社．2014.
2. 高橋慶壮．考えるペリオドンティクス．－病因論と臨床推論から導かれる歯周治療－．東京：クインテッセンス出版．2018.
3. Rams TE, et al. Utility of radiographic crestal lamina dura for predicting periodontitis disease-activity. 1994；J Clin Periodontol. 21：571-576.
4. Reddy MS. The use of periodontal probes and radiographs in clinical trials of diagnostic tests. 1997；Ann Periodontol. 2：113-122.
5. Mandelaris GA, et al. American Academy of Periodontology Best Evidence Consensus Statement on Selected Oral Applications for Cone-Beam Computed Tomography. 2017；J Periodontol. 88：939-945.
6. Kim DM, Bassir SH. When Is Cone-Beam Computed Tomography Imaging Appropriate for Diagnostic Inquiry in the Management of Inflammatory Periodontitis? An American Academy of Periodontology Best Evidence Review. 2017；J Periodontol. 88：978-998.
7. Haas LF, et al. Precision of cone beam CT to assess periodontal bone defects：a systematic review and meta-analysis. 2018；Dentomaxillofac Radiol. 47: 20170084.
8. 高橋慶壮．第3章04手用ファイルを用いた根管形成の理論と実践．In. 北村和夫（編著）．マストオブ・エンドドンティクスシリーズ②．マストオブ・リトリートメント．東京：デンタルダイヤモンド社．2018；66.

Chapter 6

歯科用CBCTの歯科用インプラント治療への臨床応用

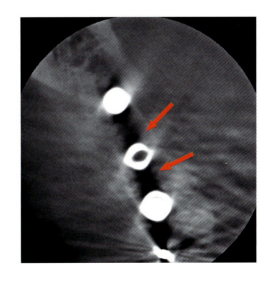

Chapter 6
歯科用CBCTの歯科用インプラント治療への臨床応用

I 歯科用インプラント治療領域における歯科用CBCTの活用

　歯科用インプラント治療の術前診断では，デンタルエックス線画像やパノラマエックス線画像などの単純エックス線画像に加えて，CTを組み合わせてより詳細な診断をすることが必須となっています．一般的にはMulti-Detector row（MD）CTを用いてインプラント埋入部位の術前診断を行うことが多いですが，被ばく線量の差を考慮すると，限定された照射野で済む症例の場合には歯科用CBCTを選択すべき場合もあります．

　インプラント治療における歯科用CBCT診断で注意すべき解剖学的部位としては，MDCTと同様に，上顎洞，鼻腔，切歯管，下顎管，オトガイ孔などが挙げられます．また顎骨の形態を把握するだけでなく，上顎洞内の隔壁の有無，上顎洞の大きさ，形態を把握することが可能です．さらに残根や埋伏歯の有無，根尖性歯周炎，辺縁性歯周炎，骨硬化像，抜歯窩の状態を把握するためにも有効です．

　CT撮像時には診断用ステントを装着することにより，インプラント埋入予定部位の骨幅，垂直的骨の高さなどを正確に測定することが可能となります．

　しかし歯科用CBCTの場合，骨密度をほぼ反映しているCT値の計測ができないため，インプラント埋入部位の骨密度を評価することは難しくなっています．そのためインプラントの術前診査として正確なCT値を測定したい場合にはMDCTを選択すべきと考えられます．

　インプラント治療の術前診断に用いる場合，歯科用CBCT装置付属のソフトウェアで解析することによってaxial像，panorama像，cross section像での解析が可能となります（図6-1a〜c）．

　とくにインプラント埋入予定部位でのcross section像を用いることでインプラント埋入部位の骨幅，骨の高さなどの正確な距離計測が可能となります．また歯科用CBCTのDICOMデータをインプラント専用の埋入シミュレーションソフトウェアに取り込み，三次元的な埋入シミュレーションを行うことに

より，より詳細な埋入計画を立案することができます．

　さらにシミュレーションソフトウェア上で計画した位置，方向，深度に正確に埋入するためにサージカルテンプレート（CAD/CAMガイド）を作製し，コンピュータガイディッドサージェリーを行うことも可能です．

　このようなガイディッドサージェリーを行う場合にも歯科用CBCTは有効ですが，多数歯（可能な限り全顎）にわたる撮像が必要であるため，広範囲で撮像できるタイプを選択する必要があります．

　一方，歯科用CBCTであっても多数部位にわたる撮像を行う場合には，必ずしも被ばく線量が低いとは限らないことも知っておく必要があります．インプラントの術後評価やインプラント周囲炎の評価としては規格化されたデンタルエックス線画像による診断が最も多く使用されていますが，前歯部における唇側骨の厚みの評価やインプラント埋入後の下歯槽神経麻痺の診断，上顎洞底挙上術などの骨増生後の評価，インプラント体の破折やインプラント周囲炎によるインプラントの再埋入時における顎骨診断には歯科用CBCTが有効となるケースもあります．

　しかしインプラントの術後評価に関してはデンタルエックス線画像およびパノラマエックス線画像を第一選択とし，どうしても必要な場合のみ歯科用CBCTを応用するべきでしょう．またCT画像では埋入したインプラント周囲に金属アーチファクトを生じることから（図6-1d, e）インプラント周囲の骨吸収像と鑑別するためにデンタルエックス線画像やそのほかの臨床的パラメータによる総合的な診断が必要であることに留意します．

　以下に歯科用CBCTの撮像が有効なケースとして，「前歯部における唇側歯槽骨の厚みの評価」「下歯槽神経麻痺の診断」「上顎洞底挙上術などの骨増生後の評価」「インプラント体の破折」「インプラント周囲炎による顎骨診断」について解説していきます．

■ インプラント治療の術前診断

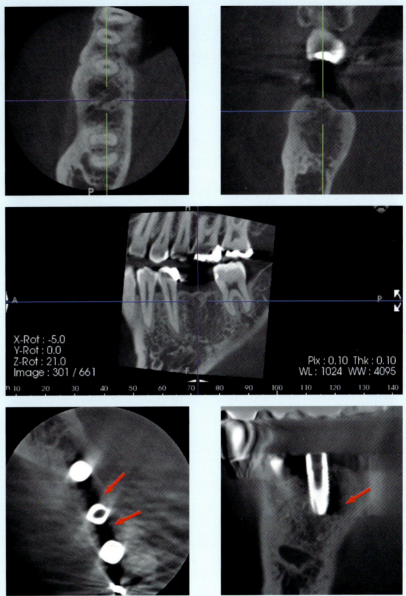

図6-1a〜e　a：歯科用CBCT画像のaxial像．b：下顎左側第一大臼歯部のcross section像．c：同panorama像．d, e：CT画像．インプラント周囲の金属アーチファクト(矢印)．骨吸収像との鑑別が必要となる．

II　前歯部における唇側歯槽骨の厚みの評価

　上顎前歯部の歯槽骨は一般的に非常に薄く，シャーピー繊維が入る束状骨(bundle bone)を含む固有歯槽骨は抜歯とともに吸収されるため，インプラント埋入に対し頬舌的骨幅が不足するケースが多くあります．そのため，審美領域である前歯部へのインプラント治療を行う場合(図6-2a, b)，抜歯後の骨吸収を抑えるために抜歯後即時埋入や早期埋入，またソケットプリザベーションなどを検討することが多いのが現状です．その場合，抜歯前の唇側歯槽骨の厚みを正確に診断する必要があるので，空間分

Chapter 6

歯科用CBCTの歯科用インプラント治療への臨床応用

■唇側歯槽骨の欠損

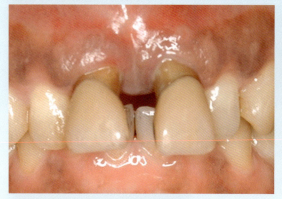
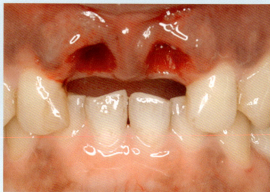
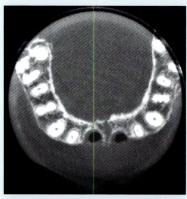
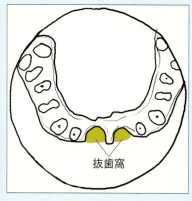
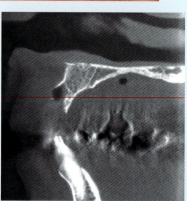
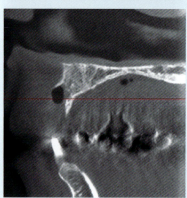
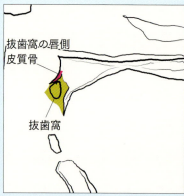
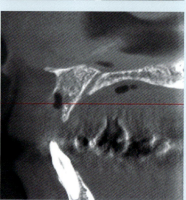

図6-2a〜h　a,b：上顎両側中切歯を歯周炎により抜去．c,d：歯科用CBCT画像のaxial像からも唇側皮質骨を含めた歯槽骨が欠損していることが確認できる．e〜h：MPR像より抜歯後の菲薄な唇側歯槽骨が確認できる．唇側歯槽骨はすでにほとんど失われており，インプラント埋入には骨増生が必要な可能性が示唆される．fはcの中央緑ラインのcross section像（d, gはc, fの解剖図）．

解能が高い歯科用CBCTは抜歯前の非常に菲薄な唇側歯槽骨を診断するのに適しています（図6-2c〜h）．

また抜歯前だけでなく，抜歯窩の治癒を待ったあとインプラントを埋入する直前に再度CTを撮像する必要がある場合も多く，放射線被ばく量の観点から複数回のCT撮像を必要とする症例においてはMDCTではなく歯科用CBCTを撮像する意義があると考えられます[1]．さらに骨増生を行ったあとで埋入前に水平的，垂直的な骨量の評価を行う際にも歯科用CBCTを撮像することが考えられるでしょう．

■下歯槽神経損傷のリスク回避

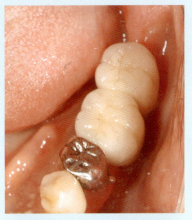
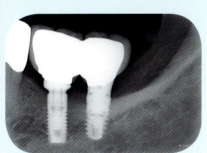
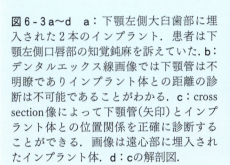
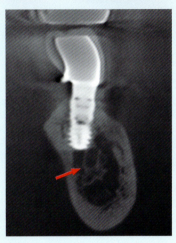
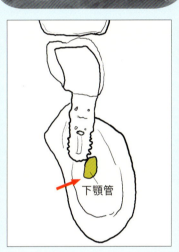

図6-3a〜d　a：下顎左側大臼歯部に埋入された2本のインプラント．患者は下顎左側口唇部の知覚鈍麻を訴えていた．b：デンタルエックス線画像では下顎管は不明瞭でありインプラント体との距離の診断は不可能であることがわかる．c：cross section像によって下顎管(矢印)とインプラント体との位置関係を正確に診断することができる．画像は遠心部に埋入されたインプラント体．d：cの解剖図．

Ⅲ　下歯槽神経麻痺の診断

　歯槽骨が吸収した下顎大臼歯部のインプラント埋入手術や小臼歯部のインプラント埋入では下歯槽神経やオトガイ神経を損傷するリスクがあります．インプラント埋入直後に下歯槽神経領域の神経麻痺症状を訴えている場合や，すでにインプラントが埋入された状態で患者が下歯槽神経領域の神経麻痺症状を訴えている場合(図6-3a,b)など，いずれの場合にも歯科用CBCTを利用してインプラント体と下顎管との位置関係について精査することが有効です[2]．

　一般的に歯科用CBCTはMDCTに比べて空間分解能が高いという性質から，インプラント体と下顎管までの距離を正確に把握するのに適しています．デンタルエックス線画像やパノラマエックス線画像との比較では，とくにMPR(Multi Planer Reconstruction)像(図6-3c,d)はCTと歯科用CBCTで得られるものであり，デンタルエックス線画像のみでは下顎管までの距離の診断は困難です．MPR像で下顎管上壁からインプラント体までの距離を計測することでインプラント体による下歯槽神経の圧迫の可能性の有無を診断することが可能になります．

　ただし歯科用CBCTでは軟組織の描写は不可能であり，下歯槽神経自体とインプラントが接触しているかの診断は実質的に不可能である点に注意が必要です．

Chapter 6

歯科用CBCTの歯科用インプラント治療への臨床応用

■骨増生後の評価

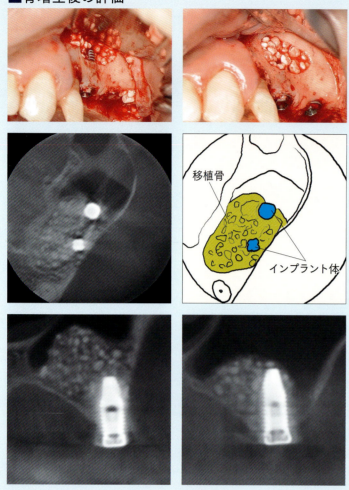

図6-4a～f　a, b：インプラント埋入手術中の口腔内写真．頰側に開けたラテラルウィンドウから移植骨を充填し，インプラントを2本埋入している．c～f：歯科用CBCT画像からは移植骨の頰舌的な充填範囲と洞粘膜の挙上量を三次元的に把握することができる．c：axial像．d：cの解剖図．e, f：近心と遠心のインプラントのcross section像．

IV　上顎洞底挙上術などの骨増生後の評価

　上顎臼歯部では歯槽堤から上顎洞底までの距離が短く，歯槽頂からのアプローチ（ソケットリフト）や側方からのアプローチによる上顎洞底挙上術（サイナスリフト）を必要とするインプラント症例が少なくありません（図6-4a, b）．

　しかし上顎洞底挙上術には上顎洞粘膜の剥離や骨補填材の充填時における洞粘膜の穿孔や出血，穿孔部からの骨補填材の上顎洞内への漏れ出し，インプラント体の上顎洞内への迷入などのいくつかの合併症が報告されています．そのため上顎洞底挙上術を安全に行うためにはMDCTや歯科用CBCTを用いて術前に上顎洞の形態を立体的に把握し，隔壁の存在，後上歯槽動脈の有無，洞粘膜の肥厚の有無，上顎洞炎の有無，自然孔の有無などを確認しておくことが重要となります[3]．

　また既存骨で初期固定が得られるケースでは上顎洞底挙上術と同時にインプラントを埋入することもありますが，どの程度洞粘膜が挙上できたか，インプラント体が洞粘膜を穿孔していないかなどはデンタルエックス線画像やパノラマエックス線画像のみでは診断が困難です．術後評価のCT撮像は放射線防護の観点から最小限にとどめるべきですが，照射野が狭く，かつ三次元的診査が可能な歯科用CBCTの撮像は骨増生後の評価に適しています（図

■破折したインプラント体の頬舌的な位置関係

a	b	c
d	e	f	g

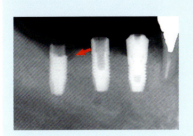
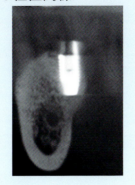
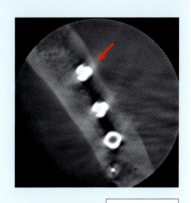
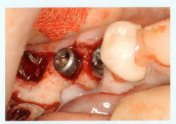
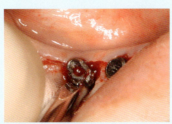
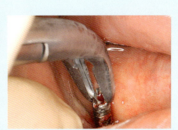
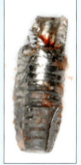

図6-5a〜g　a：デンタルエックス線画像上で最遠心部に埋入されたインプラントに破折を認める（矢印）．b, c：歯科用CBCTのcross section像とaxial像からは舌側に偏位して埋入されていることがわかる（cの矢印）．d〜f：トレフィンバーを使用せず，頬側，近心部を中心に骨削除を行い舌側に力をかけないようにインプラント体を抜去する．g：抜去したシリンダータイプインプラント体．

6-4c〜f）[4]．また既存骨の骨量が不足しているため上顎洞底挙上術とインプラント埋入を分けて行う場合にも，骨増生部の骨量の三次元的評価に歯科用CBCTを使用することが考えられます．

V インプラント体の破折

　ブラキシズムなどによる過大な咬合力や持続的な側方力がインプラント体に対して加わり，インプラント体自体の強度を上回った場合，インプラント体の破折が起きる場合があります．インプラント体が破折すると，インプラント体周囲の骨吸収やアバットメントスクリューの締結困難などの原因となり，インプラント体の除去が必要となります．インプラント体除去の術前診査に関して，デンタルエックス線画像では近遠心的な埋入位置の診断は可能（図6-5a）ですが，頬舌的な位置関係はわからないため，CT撮像によるMPR像による診断が必要となります（図6-5b, c）．

　除去手術は除去専用のキットを使用してインプラント体に逆トルクをかけ除去する方法が第一選択になりますが，それが難しい場合にはトレフィンバーによりインプラント体周囲の骨ごと除去する必要があります．

　インプラント体が頬舌的に偏位して位置している場合はトレフィンバーを使用すると舌神経の損傷や頬側骨の大幅な骨欠損などのリスクが大きいため，リスクを最小限にできるようなインプラント体周囲骨の削合を行う必要があります（図6-5d〜g）．

Chapter 6 歯科用CBCTの歯科用インプラント治療への臨床応用

■インプラント体と下顎管上壁との位置関係

a		
b	c	
d	e	

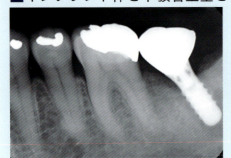

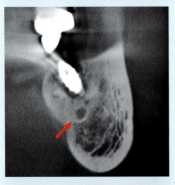 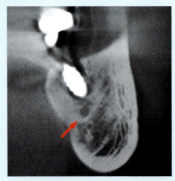

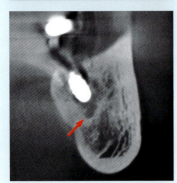

図6-6a〜e　a：デンタルエックス線画像上でインプラント周囲の透過像を認める．b〜d：歯科用CBCTのcross section像によりインプラント遠心部で下顎管上壁（矢印）とインプラント体の下端とが接していることがわかる．e：dの解剖図．

　またブレードタイプのインプラントでは長期間の使用で沈下し下歯槽神経と近接している症例やブレード周囲に骨が入り込んでいる症例があるため，ブレードタイプのインプラントを除去する際にも術前にCT撮像を行って神経との距離を把握したり，どの部分の骨削除を行うべきかを検討することが除去手術成功のためには有効です[5]．

　いずれにしても歯科用CBCTのMPR像は，頬舌的なインプラント位置関係や下顎管までの距離の評価が三次元的にできるため，インプラント除去の方法を選択するうえで非常に有効であると考えられます（図6-6a〜e）．

VI インプラント周囲炎による顎骨診断

　インプラント周囲炎は周囲組織の感染により起きた炎症により，一般的に周囲支持骨の吸収が徐々に歯冠側から進行する病態です．埋入されたインプラントのメインテナンス時に定期的にデンタルエック

ス線画像で骨吸収の有無を診査することが一般的ですが，骨吸収の範囲は三次元的に複雑な形態をしており，かつ頬舌的に骨吸収が起きている場合も多くあり，正確な骨欠損の範囲の診断には歯科用CBCTの撮像が有効です[6].

またインプラント周囲炎の治療において外科手術を選択する場合，歯科用CBCTの画像を用いて事前に骨欠損の形態について十分に診査しておくと，インプラント体表面の掻爬を確実に行えるよう準備することが可能になります．歯科用CBCTのほうが

MDCTよりも解像度が高いため，より詳細な骨吸収量を把握することが可能となります．

しかし通常インプラント体はチタン製の金属のため，オッセオインテグレーションが獲得されていても，インプラント体と骨の間に軟組織の介在があるのかのようにインプラント体周囲に金属アーチファクトが見えることがあります(前掲図6-1d,e参照)．そのため臨床的にはデンタルエックス線画像やインプラントの動揺度などを考慮した総合的な診断が必要です．

参考文献

1. Chung MP, Wang IC, Chan HL, Wang HL. Evaluation of Buccal Bone Concavity in the Esthetic Zone：A Cadaver Study. 2017；Implant Dent.26(5)：751-755.

2. Vieira Cl, Veloso S, Lopes FF, Location of the course of the mandibular canal, anterior loop and accessory mental foramen through cone-beam computed tomography. 2018；Surg Radiol Anat. 40(12)：1411-1417.

3. Luz J, Greutmann D, Wiedemeier D, Rostetter C, Rucker M, Stadlinger B. 3D-evaluation of the maxillary sinus in cone-beam computed tomography. 2018；Int J Implant Dent.(4)：17.

4. Okada T, Kanai T, Tachikawa N, Munakata M, Kasugai S. Long-term radiographic assessment of maxillary sinus floor augmentation using beta-tricalcium phosphate；analysis by cone-beam computed tomography. 2016；Int J Implant Dent.2(1)：8.

5. Murat S, Kamburoğlu, K, Kılıç C, Ozen T,Gurbuz A.Nerve damage assessment following implant placemant in human cadaver jaws；an ex vivo comparative study. 2014；J oral Implantol.40(1)：76-83.

6. Pelekos G,Acharya A,Tonetti MS,Bornstein MM.Diagnostic performance of cone beam computed tomography in assessing peri-implant bone loss：A systematic review. 2018；Clin oral Implants Res.29(5)：443-464.

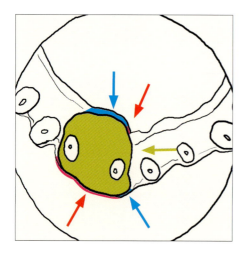

Chapter 7

歯科用CBCTの
小児歯科領域への
臨床応用

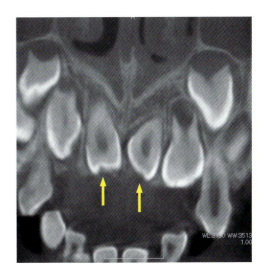

Chapter 7

歯科用CBCTの小児歯科領域への臨床応用

I 過剰歯

　近年では，小児歯科領域において三次元的な画像診断に歯科用CBCTが多く利用されています．その撮像目的については，過剰歯の精査が最も多く，ついで永久歯の位置確認，外傷歯の精査，形態異常歯の精査などが挙げられます[1]．本稿では以下，それぞれの疾患について具体例を示しながら説明していきます．

　過剰歯は約2％の発症率を示し，小児歯科の臨床において比較的多く遭遇する疾患です[2]．過剰埋伏歯が隣在する永久歯に与える影響については，萌出遅延，位置異常，捻転，歯根吸収や形成障害，正中離開などの歯列不正や過剰歯に起因する囊胞性変化などが報告されています[3]．

　よって過剰歯の治療方法としては，摘出が第一選択となります．ただし，その時期については明確な指標はいまだ存在していません[2]．摘出時期を決定する重要な因子として，過剰埋伏歯の三次元的位置および過剰埋伏歯周囲に存在する永久歯胚への影響

■症例1・逆生の過剰埋伏歯

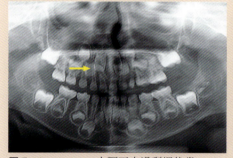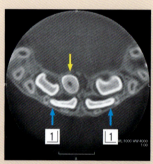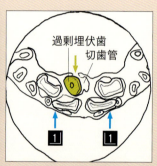

図7-1a〜c　a：上顎正中過剰埋伏歯のパノラマエックス線画像．b：同歯科用CBCTのaxial像（黄矢印は過剰埋伏歯）．c：bの解剖図．

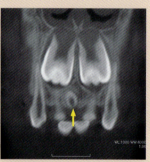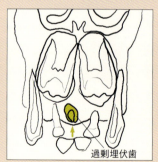

図7-1d, e　同歯科用CBCTのcoronal像（黄矢印は過剰埋伏歯）．

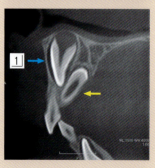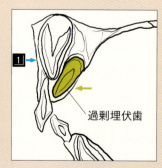

図7-1f, g　同歯科用CBCTのcross section像（黄矢印は過剰埋伏歯）．

■（前頁症例1の続き）

h | i | j

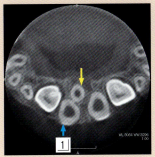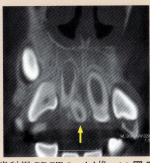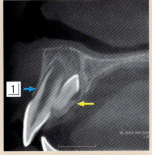

図7-1h～j　h：図7-1bの2年後の上顎正中過剰埋伏歯の歯科用CBCTのaxial像．i：図7-1dの2年後の同歯科用CBCTのcoronal像．j：図7-1fの2年後の同歯科用CBCTのcross section像（黄矢印は過剰埋伏歯）．

の有無が挙げられます．とくに逆生の場合は鼻腔または軟口蓋方向に位置するものがあるため注意が必要です[2]．したがって，過剰埋伏歯と歯の萌出異常に対する評価が小児歯科関連疾患として歯科用CBCTの有効性を示すことのできる代表例と考えられます．

歯科用CBCTを用いることにより，歯の萌出状態を三次元的に表現することが可能で，立体的に捉えるうえではきわめて有効性が高いと言えます．歯科用CBCT画像より，過剰埋伏歯と近接する歯や正常構造物との関係を非常に詳細に評価することが可能となります．

具体的には，上顎正中過剰埋伏歯の頬舌方向の位置関係，形態，歯根の形成状態，萌出状態を評価できます．次に，過剰埋伏歯と近接する上顎中切歯，側切歯との接触状態，場合によっては歯根の消失状態も評価できます．もちろん，上顎中切歯や側切歯の形態，歯根の形成状態も正確に評価することができます．さらに正中過剰埋伏歯と切歯管との関係，鼻腔との位置関係，加えて上顎洞との位置関係も評価できる場合があります[4]．

たとえば，症例1の図7-1aのパノラマエックス線画像からは，上顎右側中切歯部に逆生の過剰埋伏歯が認められますが，その具体的な位置は明らかではありません．図7-1b～gの歯科用CBCT画像より，上顎右側中切歯の歯冠部付近で上顎歯列弓より口蓋側にhigh density areaが認められます（黄矢印）．こ

れが埋伏している過剰埋伏歯です．過剰埋伏歯と近接する切歯管壁は消失し，過剰埋伏歯と切歯管との接触が疑われます（図7-1b, c参照）．過剰埋伏歯は上顎右側中切歯および側切歯と近接していますが，間に骨介在を思わせるhigh density areaを認めます．鼻腔底と過剰埋伏歯の間にもhigh density areaが確認でき，過剰埋伏歯の鼻腔への穿孔は否定できます（図7-1f, g参照）．

上顎過剰埋伏歯に関して，以前は上顎中切歯の歯根がある程度形成されることや，ある程度萌出が行われたあとに抜歯を行うことが一般的でした[4]．患児の協力度を考慮すれば，できるだけ年齢が高い時期のほうが良好な協力を得られるため，摘出の際の心理的ストレスを軽減できるという利点があります[2]．

しかし，それでは，逆生の正中過剰埋伏歯では歯が上行して抜歯が難しくなる症例や過剰埋伏歯の位置は変わらなくても隣在する永久歯の萌出が進んで抜歯が困難となる症例もあります．図7-1h, iは図7-1b, dの2年後です．過剰埋伏歯と上顎右側中切歯の間にhigh density areaが確認できません．つまり，2歯は接しているということになります．さらに図7-1fと図7-1jを比較した場合，過剰埋伏歯の位置は，歯槽骨からの距離も深くなっていることがわかります．また順生の過剰埋伏歯であっても，その埋伏位置や萌出方向によっては早期の摘出が望ましい症例もあります．

Chapter 7 歯科用CBCTの小児歯科領域への臨床応用

■ 症例2・2歯の順生の過剰埋伏歯

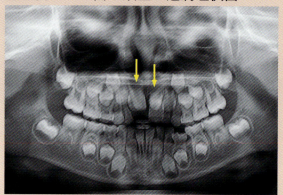

図7-2a 上顎中切歯部過剰埋伏歯のパノラマエックス線画像（黄矢印は過剰埋伏歯）．

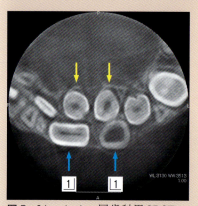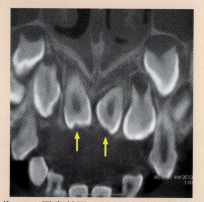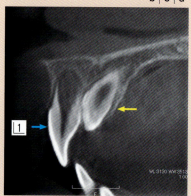

図7-2b〜d　b：同歯科用CBCTのaxial像．c：同歯科用CBCTのcoronal像．d：上顎左側中切歯部過剰埋伏歯の歯科用CBCTのcross section像（黄矢印は過剰埋伏歯）．

症例2の図7-2a〜dからは，上顎中切歯部に2歯の順生の過剰埋伏歯が認められます．上顎左側中切歯部の過剰埋伏歯は，上顎左側中切歯に接しており，今後，上顎左側中切歯を圧迫吸収する可能性が高いことがわかります（図7-2d参照）．つまり，摘出時期の遅れが，過剰歯の為害作用や摘出時の難易度の深刻化をまねくことがあるということになります．

またデンタルエックス線画像からは本来の永久歯と過剰歯の判別が困難な場合でも歯科用CBCT画像は非常に有効です．

症例3は，下顎左側犬歯部の過剰歯の精査を希望して来院した症例です．図7-3a, bのパノラマエックス線画像とデンタルエックス線画像からは下顎左側犬歯部に認められる2歯のうち，近心に萌出している歯が過剰歯であると推測できましたが，歯根の状態を確認する必要があると考え，歯科用CBCT画像を撮像することとしました．保護者に説明したところ，患児は3か月前に頭部のCT撮像を行ったとのことでした．放射線感受性が成人の2，3倍と推定される小児において，むやみに被ばくさせることは避けたいと考え，下顎左側乳犬歯が脱落し，犬歯と思われる歯が萌出（図7-3c, d）してから歯科用CBCT画像を撮像しました（図7-3e, f）．この画像より歯根などの状態から舌側に位置する歯が過剰歯であり，過剰歯は，下顎左側側切歯ならびに犬歯と接触しているが，明らかな圧迫吸収像は認められないことが明らかになりました．

以上のことより，三次元的に過剰埋伏歯の状態を把握するためには，歯科用CBCTの利用が大変有効ですが，常に被ばく量への配慮が必要であると言えます．

■症例3・下顎左側犬歯部の過剰歯

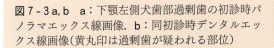
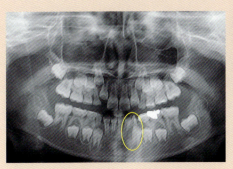
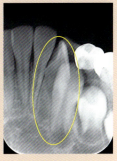

図7-3a,b　a：下顎左側犬歯部過剰歯の初診時パノラマエックス線画像．b：同初診時デンタルエックス線画像（黄丸印は過剰歯が疑われる部位）

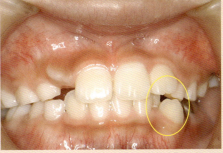
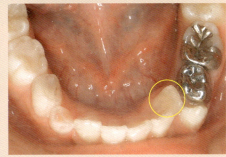

図7-3c,d　c：同正面観の口腔内画像．d：同下顎の口腔内画像（黄丸印は過剰歯が萌出している部位）．

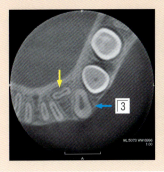
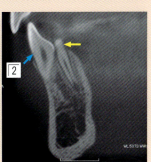

図7-3e,f　e：同歯科用CBCTのaxial像．f：同歯科用CBCTのcross section像（黄矢印は過剰歯）．

II　歯の萌出異常

　歯科用CBCTの撮像目的において，過剰歯に次いで多く認められるのが永久歯の位置確認です[1]．埋伏歯や萌出遅延歯など，処置が遅れると複雑な誘導処置が必要となったり，摘出しなければならなくなったりすることが少なくないので，早期発見，早期治療がポイントとなります[4]．症例4の図7-4aからは下顎右側第二小臼歯の水平埋伏が認められます．

　図7-4b〜dの歯科用CBCT画像からは下顎右側第二小臼歯は舌側皮質骨に入り込んで，同部の皮質骨の一部は膨隆，菲薄化していることがわかります．したがって抜歯などの加療時には舌側皮質骨が消失

などの影響を受けると考えられます．

　また下顎右側第二小臼歯の歯根は下顎右側第一大臼歯歯根と接していますが，下顎右側第一大臼歯近心根の吸収は認められず，下顎右側第二小臼歯の歯冠部は下顎右側第二乳臼歯と接しており（図7-4b, c参照），その遠心根は吸収しています（図7-4d参照）．埋伏した下顎右側第二小臼歯の歯冠周囲には，楕円形のlow density areaが認められ（図7-4d参照），歯冠からの最大距離は3〜4mm程度です．発生形態より，拡大した歯嚢もしくは含歯性嚢胞が疑われます．画像上はlow density areaの大きさより，その

87

Chapter 7 歯科用CBCTの小児歯科領域への臨床応用

■症例4・歯嚢あるいは含歯性嚢胞

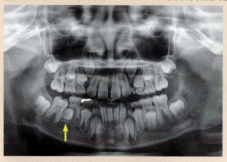

図7-4a 水平埋伏している下顎右側第二小臼歯のパノラマエックス線画像（黄矢印は下顎右側第二小臼歯）.

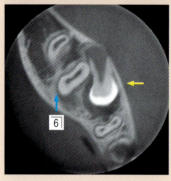
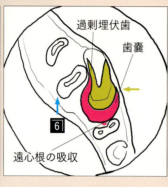
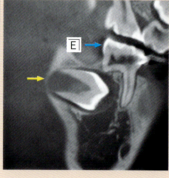

図7-4b〜d b：同歯科用CBCTのaxial像．c：bの解剖図．d：同歯科用CBCTのcross section像（黄矢印は下顎右側第二小臼歯）．

いずれと判断するかの境界上の状態と考えられます．

歯科用CBCTは軟組織の描出能力が低いため，腫瘍性病変を直接描画することは難しく，low density areaの内部性状の正確な判断は困難です．つまり歯科用エックス線画像と同様，骨の消失から間接的に病変の存在を推定するしかできないということです．換言すれば，内部性状を明らかにすることはできないと言えます．したがって，腫瘍性病変が原因であることが推測される場合には，病変自体を精査することを目的に全身用CTを用いなければなりません．全身用CTであれば，軟組織モードで描画することで腫瘍を直接描出することが可能となり，CT値を測定することにより内部性状を判断できます[4]．

症例5の図7-5aのパノラマエックス線画像からは下顎左側第二乳臼歯が低位になっていることがわかります．図7-5b〜dの歯科用CBCT画像からは下顎左側第二乳臼歯の遠心根は，埋伏した下顎左側第二小臼歯の歯冠と接しており，また下顎左側第二乳臼歯の近心根は，左側オトガイ孔と近接していることがわかります．このことから下顎左側第二乳臼

歯の抜去時には注意が必要です．

症例4の解説の中で腫瘍性病変が原因であることが推測される場合には，病変自体を精査することを目的に全身用CTを用いなければならないと述べました．この場合，問題となることは被ばく量です．上顎骨を撮像する場合，1mSv程度の被ばく量と推定されますが，これは歯科用CBCTに比べると10倍以上です．そして歯科用CBCTの被ばく量が0.1mSv以下であるとされているのは撮像領域が少ない場合です．

現在では，顔面全体を撮像領域にすることが可能な装置も存在します．顔面全体を撮像領域とする場合の被ばく量は上記した全身用CTの値に近づいていきます．したがって，放射線感受性が大人の2，3倍と推定されている小児において，むやみに広範囲の撮像を行うべきではありません．ヨーロッパ顎顔面放射線学会も提唱しているように，歯科用CBCTを用いて経過観察を行うことは慎むべきです[4]．小児歯科領域に歯科用CBCTを応用する際には，被ばく量を低減することを常に意識することが重要です．

■ 症例5・下顎左側第二乳臼歯の低位

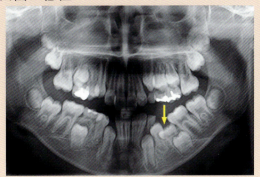
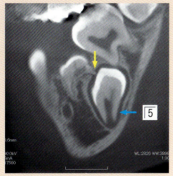

図7-5a, b　a：低位の下顎左側第二乳臼歯のパノラマエックス線画像．b：同歯科用CBCTのcross section像．低位乳歯の遠心根と埋伏している下顎左側第二小臼歯歯冠が接している（黄矢印は下顎左側第二乳臼歯）．

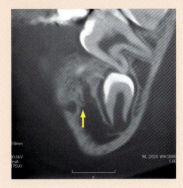
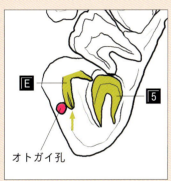

図7-5c, d　c：同歯科用CBCTのcross section像．低位乳歯の近心根は左側オトガイ孔と近接している（黄矢印は下顎左側第二乳臼歯）．d：cの解剖図．

III　外傷

外傷歯の診断には臨床診断と合わせて画像診断が必要となります．画像診断には，まずデンタルエックス線画像の撮影が最小限必要です．また顎骨骨折が疑われる場合には，パノラマエックス線画像による検査も必要となります[5]．

しかし歯の外傷は大きな外力が一瞬で歯に伝わることにより，歯または歯周組織の破壊が生じます[5]．そのためデンタルエックス線画像では，骨折や破折の判断が難しいことも多く，偏位の三次元的評価が可能なことから歯科用CBCT画像を用いて，破折線の走行，歯根の位置，歯髄の形態，歯槽骨骨折などの有無を把握することはとても有用性が高いと言えます[5]．

症例6の初診時のデンタルエックス線画像である図7-6aからは歯頸部付近に破折線が認められ，動揺度も2度であったことから，ワイヤーとスーパーボンド®（サンメディカル）で固定しました．なお顎骨骨折は認められませんでした（図7-6b）．3か月後，図7-6cのデンタルエックス線画像にて歯根に破折線が複数認められたことから，歯科用CBCT画像を撮像しました．ワイヤーの金属アーチファクトにより，歯冠部の破折線が一部不明瞭になっていますが，歯根部において破折線が複数認められ，さらに歯根の一部が偏位しています（図7-6d～g）．

上記のように歯科用CBCT画像はとても有用性が高いのですが，すべての外傷歯の診断に歯科用CBCTは必要ありません．歯の偏位，歯髄診断への応答や動揺度など，とくに大きな異常が認められない場合はデンタルエックス線画像で診断を行います[5]．小児期の外傷は経過観察の期間が長くなるので患児の被ばく量を最小限にとどめ，歯科用CBCTにて経過観察を行うことは極力慎まなければなりません．

Chapter 7

歯科用CBCTの小児歯科領域への臨床応用

■ 症例6・歯頸部付近の破折線

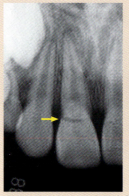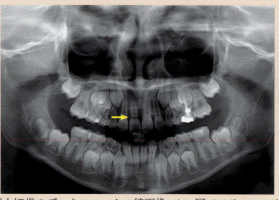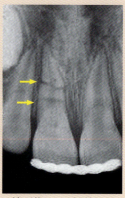

図7-6a〜c　a：上顎右側中切歯のデンタルエックス線画像．b：同パノラマエックス線画像．c：初診より3か月後のデンタルエックス線画像（黄矢印は破折線）．

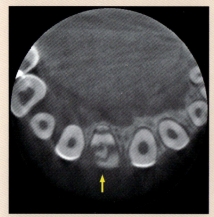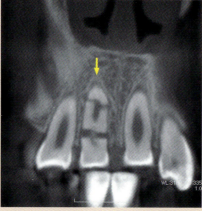

図7-6d,e　d：初診より3か月後の上顎右側中切歯の歯科用CBCTのaxial像．e：同歯科用CBCTのcoronal像（黄矢印は受傷歯）．

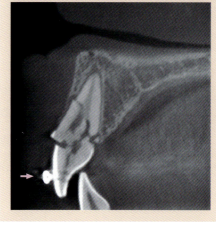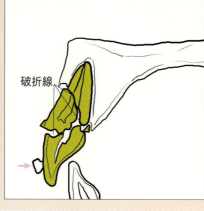

図7-6f,g　f：初診より3か月後の歯科用CBCTのcross section像（桃矢印は固定に使用しているワイヤー）．g：fの解剖図．

IV 歯の形態異常

　う蝕では基本的にデンタルエックス線撮影を行います．その際，歯髄との近接の程度や根管形態がわかりにくい場合には歯科用CBCT画像の撮影を追加します．とくに歯根の弯曲および根管数や形態の評価に歯科用CBCTは有効です．上顎第一大臼歯の近心頬側根管はデンタルエックス線画像では40％しか

■ 症例7・根管の三次元的形態

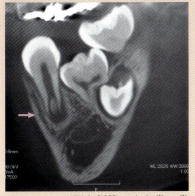
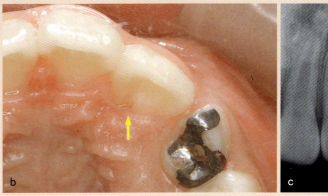

図7-7a 下顎左側第一小臼歯の歯科用CBCTのcross section像（桃矢印は根管の分岐）．

図7-7b,c b：上顎左側側切歯の口蓋側面観の口腔内画像．陥入部（黄矢印）が認められる．c：同デンタルエックス線画像．根管形態は明らかでない（黄矢印は上顎左側側切歯）．

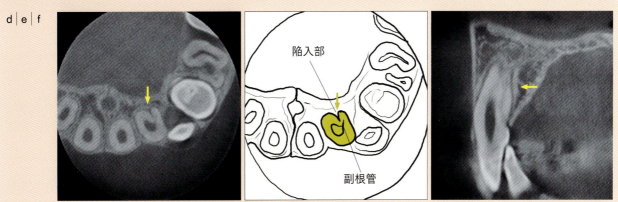

図7-7d〜f d：同歯科用CBCTのaxial像．e：dの解剖図．f：同歯科用CBCTのcross section像（黄矢印は上顎左側側切歯）．

描出できませんが，歯科用CBCTでは90％程度確認できると報告されています[6]．つまり副根管に対する評価として歯科用CBCTは非常に有効であると言えます．

症例7の図7-7aは前掲の症例5と同じ患児の下顎左側第一小臼歯の根管ですが，歯科用CBCT画像からは途中で2根管に分岐しており，根管の形態異常から歯内療法が困難であることがわかります．

また図7-7b〜fは外観からはわからない根管の形態異常を認めた別の患児の症例です．図7-7bの口腔内画像からは上顎左側側切歯口蓋側面に陥入部を認めます．しかし図7-7cのデンタルエックス線画像からは根管の三次元的形態の把握は困難です．一方，図7-7d〜fの歯科用CBCT画像からは口蓋側の陥入部と副根管が明瞭に認められます．

一般的な歯内療法では，通常のエックス線画像による画像診断で十分なことが多く歯科用CBCT撮像は根尖部骨吸収病変の有無の判定や患歯および原因根管の特定が困難な症例など，三次元画像情報が歯内療法の要否の決定や治療方針の立案に大きく影響すると判断された場合にのみ適用すべき[7]と考えます．

Chapter 7
歯科用CBCTの小児歯科領域への臨床応用

Ⅴ 歯科用CBCT画像の撮像が可能な患児の年齢

歯科用CBCT画像は撮像するうえで患児の協力が必要となるため，少なくとも3歳以上でないと不可能と考えます．低年齢の場合，体動による撮像の失敗が頻発するため，6，7歳以上が1つの目安でしょう．

歯科用CBCT画像の撮像が困難な場合には，水平位で撮像できる全身用CTを応用することもありますが，すでに述べたように被ばく量への注意が必要です．

参考文献

1．王 陽基，丹羽雅子，有川智子，榊原章一，松本 侑，外山敬久，名和弘幸，福田 理．本学歯学部小児歯科における歯科用コーンビームCT撮影症例の実態調査．2016；小児歯誌．54（3）：371-376．

2．力武美保子，岡 暁子，板家 智，逢坂洋輔，加藤真由美，加藤陽子，石井 香，馬場篤子，尾崎行雄．レーダーチャートを用いた逆生正中過剰埋伏歯位置の評価の試み．2017；小児歯誌．55（1）：29-36．

3．佐野哲文．上顎前歯部埋伏過剰歯が上顎中切歯に及ぼす影響について．2017；小児歯誌．55（4）：419-426．

4．森本泰宏，北村知昭，佐伯 桂，正木千尋，宮本郁也，小田昌史，青木隆憲，牧 憲司，細川隆司，吉岡 泉，冨永和宏：歯科疾患に対するコーンビームCTの臨床応用．2014；九州歯会誌．68（3）：29-39．

5．月星大介．Ⅰ 歯の外傷の概要と診査診断．6．外傷歯に対する歯科用コーンビームCT（CBCT）の利点．In. 北村和夫（監修），楊 秀慶（編集）．外傷歯のみかたと対応．東京：医歯薬出版．2018；38-46．

6．森本泰宏，西村 瞬，田中達朗，小田昌史，鬼頭慎司，松本（武田）忍，若杉（佐藤）奈緒，武藤隆史．口腔・顎・顔面領域の疾患に対する初学者のための画像検査の進め方．2016；歯科放射線．56（1）：8-16．

7．柴田直樹，内藤宗孝，有地榮一郎，中田和彦．歯科用コーンビームCT．2016；日歯内療法誌．37（2）：75-89．

Chapter 8

CTの矯正歯科領域への臨床応用

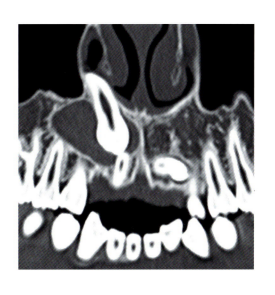

Chapter 8

CTの矯正歯科領域への臨床応用

I 埋伏歯・萌出遅延歯

埋伏とは一定の萌出時期を過ぎても歯の萌出をみず，歯肉下および歯槽骨下に歯が存在している状態のことです[1~3]．また萌出障害とは，なんらかの理由で歯が正常に萌出しないことを言い[2]，萌出時期の異常，萌出方向の異常に分類する場合や，これに加え，萌出量の異常を分類に加える場合があります[4,5]．

埋伏歯とは萌出障害の1つで，歯牙腫・嚢胞・逆生などの明らかに萌出を阻害する原因があるもので，一方，萌出遅延歯は明らかな萌出を阻害する原因がないにも関わらず，その状態のままでは明らかに萌出しないものとされています[2,6]．しかし，日常臨床においては，この区別は明確でないことが多いので，本稿においては埋伏と萌出遅延の2つを合わせたものを埋伏歯症例として扱い解説を進めます．

萌出障害の原因には全身的な要因と局所的な原因に大別できます．全身的な要因では鎖骨頭蓋異形成症などの骨の形成に関わる遺伝子異常が原因の先天異常疾患が挙げられます．また，口唇・口蓋裂患者においては，顎裂の影響で歯胚の位置や方向の異常が引き起こされる場合も多くあります．局所的な原因としては萌出余地の不足，歯胚の位置異常と萌出方向の異常，過剰歯，歯牙種，嚢胞，歯根周囲の病巣などがあります[1,2,5,6]．

埋伏歯は，一般的には下顎第三大臼歯の発生頻度が最も多く[1,2,6]，続いて上顎犬歯の頻度が多いとされていますが，歯科領域の違いで頻度に違いがあり，たとえば小児歯科においては上顎中切歯の頻度が多くなります[1,2]．

埋伏歯に対する矯正歯科治療におけるアプローチとしては，原因の除去が可能であれば，除去することが第一選択となります．また開窓・牽引を行うことで萌出方向の修正や，萌出余地の獲得を行います．診断においては，パノラマエックス線画像も大変有用ですが，より多くの情報が必要となることがあります．

たとえば，埋伏歯によって隣接する歯の歯根が吸収した場合の抜歯部位の選択や，開窓・牽引時の牽引方向の決定などです．その意味で，CTや歯科用CBCTの画像情報は，より確実な原因の特定，隣在歯への影響や三次元的な萌出方向の特定が可能となり，矯正歯科治療に大変有用です．

以下に「1．原因の特定」「2．抜去部位の選択」「3．治療方針の立案」の3項目に関して，埋伏歯に対する矯正歯科治療の診断の際にCTや歯科用CBCT画像情報が有用である症例を紹介します．

なお，筆者らが所属する診療科においては他科との連携による1口腔単位での包括的な治療を行う観点から歯科用CBCTを撮像する頻度よりCTを撮像する頻度が高く，そのため本稿ではCT画像が多くなっています．

1．原因の特定

埋伏歯の治療においては原因の除去が第一選択です．萌出途上の歯は歯小嚢に覆われており，デンタルエックス線画像における透過像ではそれが歯小嚢であるのか，埋伏の原因である含歯性嚢胞などの嚢胞であるかを区別することが難しいことがあります．嚢胞である場合は嚢胞の除去が必要です．

原因が歯牙腫の場合は，歯牙腫の除去が必要であることは言うまでもありませんが，その際には三次元的な位置関係の把握を行い隣在歯への影響を評価することが重要です．

図8-1aは歯牙腫と含歯性嚢胞が原因の|3 4の埋伏の症例です．**図8-1b,c**からは|4の歯冠の直上に歯牙腫が確認できます．

図8-1d～fからは|6の口蓋根の近心に歯牙腫または特発性骨硬化症と思われる構造物が，さらに**図8-1d,e**からは犬歯の歯胚の周りを囲む境界明瞭なlow density areaが確認できます．通常は未萌出歯歯冠周囲のlow density area（歯小嚢）が3mmを越える場合は嚢胞の疑いがあるとされています[7]．

94

■歯牙腫および含歯性嚢胞

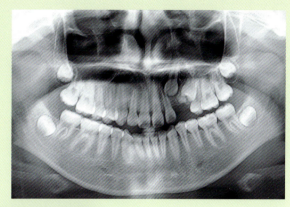

図8-1a ⌊3 4に歯牙腫および含歯性嚢胞を認めるパノラマエックス線画像.

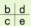

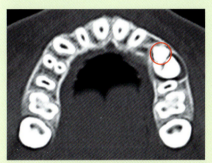

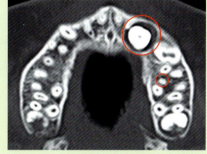

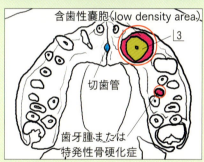

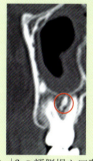

図8-1b,c ⌊4の歯冠の直上の歯牙腫を認めるCT画像(c：bの解剖図).

図8-1d,e ⌊3の含歯性嚢胞と⌊6の口蓋根の近くに歯牙腫または特発性骨硬化症が疑われる像を認めるCT画像(e：dの解剖図).

図8-1f ⌊6の頬側根と口蓋根の間に歯牙腫または特発性骨硬化症と疑われる像を認めるCT画像.

　本症例では⌊4の歯冠直上にある歯牙腫と⌊3の周囲の嚢胞除去を行い，⌊3の牽引を行いました．また本症例の矯正歯科治療の方針は小臼歯の抜去を伴わない非抜歯治療となったことから，⌊6の位置はほとんど変化させる必要がなく，⌊6歯根部の歯牙腫または特発性骨硬化症と思われる構造物は除去をせずに経過観察となりました．

　図8-2aはマルチブラケット装置による歯の排列中に8|8の含歯性嚢胞を原因とする7|7の萌出障害が認められた症例です．図8-2b〜eのCT画像から8|8の歯胚の周囲に3mm以上のlow density areaが確認できます．本症例では8|8の抜去と同時に嚢胞の除去術を行った結果，7|7が自然萌出しました．

　埋伏の原因が過剰歯である場合，全身的な要因として鎖骨頭蓋異形成症が代表例として挙げられます．患者（あるいは保護者）が歯の萌出異常に気がつき歯科を受診した結果，鎖骨頭蓋異形成症の強い疑いがもたれ，医科を受診して鎖骨頭蓋異形成症と診断される場合も多くあります．

　鎖骨頭蓋異形成症は乳歯と過剰歯の抜去が行われ，

Chapter 8 CTの矯正歯科領域への臨床応用

■ 含歯性囊胞を原因とする萌出障害

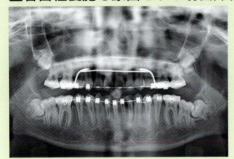

図8-2a ７｜７が埋伏歯である患者のパノラマエックス線画像.

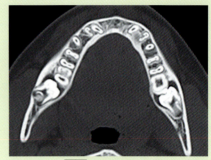

図8-2b ８｜８の水平埋伏と歯冠の周囲にlow density area（歯小囊）を認めるCT画像.

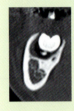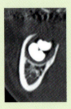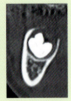

c｜d｜e

図8-2c～e ｜８の水平埋伏と歯冠の周囲に3 mm以上のlow density area（歯小囊）を認めるCT画像.

■ 鎖骨頭蓋異形成症

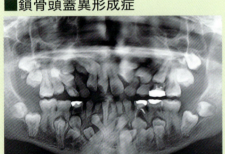

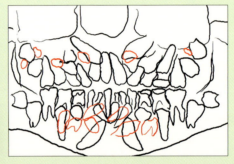

a｜b

図8-3a, b 鎖骨頭蓋異形成症. a：パノラマエックス線画像. 多数の過剰歯を認める. b：aの解剖図（赤で示した歯は過剰歯）.

c｜d｜e｜f

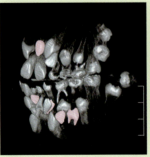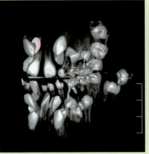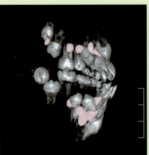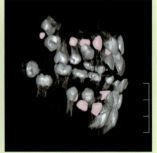

図8-3c～f c, d：左方向の三次元立体構築画像. e, f：右方向の同画像. パノラマからは判断できない過剰歯の位置関係が把握できる.

同時に埋伏歯の開窓・牽引が行われる場合が多いのですが，牽引を行っても，萌出速度が著しく遅い場合も多く，機能的，審美的な側面から過剰歯や関連する乳歯をすべて同時に抜去することには検討の余地があります．

図8-3a, bは鎖骨頭蓋異形成症の患者のパノラマエックス線画像です．多数の過剰歯と埋伏歯が認められます．埋伏歯を萌出させるには乳歯と過剰歯の抜去が必要ですが，パノラマエックス線画像のみでは判断が困難です．そこで図8-3c～fに示した

■下顎両側第三大臼歯の埋伏

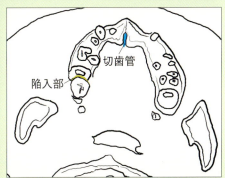

図8-4a $\overline{8|8}$, $\underline{8|}$の埋伏が確認できるパノラマエックス線画像.

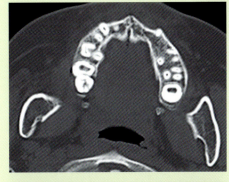

図8-4b, c $\underline{8|}$の歯冠が$\underline{7|}$の歯根に陥入している状況が確認できるCT画像(c：bの解剖図).

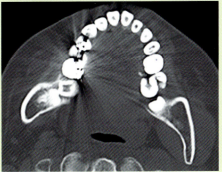
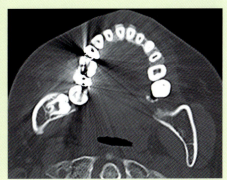

図8-4d, e $\overline{7|}$の歯根は$\overline{8|}$の歯冠に近接しているが，歯根への影響はほとんどないと判断できる.

三次元立体構築像からの情報を基に抜去する過剰歯を決定します.

本症例では，まず上顎の左上部分の過剰歯のない部位から開窓・牽引を開始することとなりました．その後，上顎右側の過剰歯の抜去と埋伏歯の開窓・牽引を行い，下顎に関しては上顎の様子を見ながら治療のタイミングを見極めることとしました．

2．抜歯部位の選択

埋伏歯の発生頻度で最も多いのは下顎の第三大臼歯です．原因としては萌出余地の不足が挙げられます．多くの場合，第三大臼歯を抜去しますが，第三大臼歯に隣接する歯の歯根が吸収している場合は隣在歯を抜去することがあります．また，ほかの歯種においても同様なことがあり，隣在歯の歯根の状況の確認や，下歯槽神経の走行状態などを確認することが重要です．

図8-4aのパノラマエックス線画像からは$\overline{8|8}$の埋伏と$\underline{8|}$の埋伏が確認できます．当初は$\frac{8|8}{8|8}$の抜去の予定でしたが，CT画像にて確認したところ，$\underline{7|}$の歯根部分に$\underline{8|}$の歯冠が陥入しており，上顎右側に関しては$\underline{7|}$を抜去することとなりました（図

Chapter 8 CTの矯正歯科領域への臨床応用

■上顎右側犬歯の埋伏と正中部の過剰歯

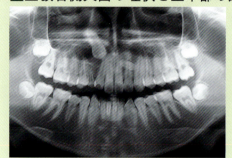
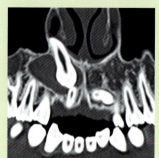
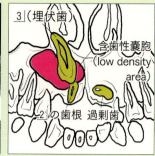

図8-5a ③|の含歯性囊胞と過剰歯が確認できるパノラマエックス線画像.

図8-5b,c ③|の歯冠周囲を取り囲む広範囲かつ境界明瞭なlow density areaが確認できるCT画像（coronal像・b：aの解剖図）.

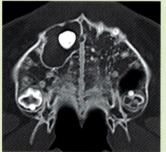
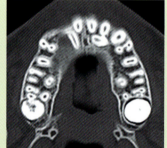

図8-5d,e ③|の歯冠周囲を取り囲む広範囲かつ境界明瞭なlow density areaと過剰歯が確認できるCT画像（axial像）.

■上顎左側犬歯の埋伏

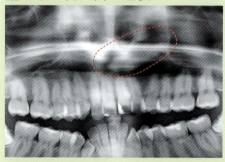

図8-6a |③の埋伏歯が確認できる患者のパノラマエックス線画像.

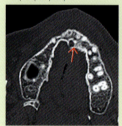
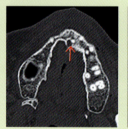
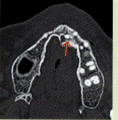
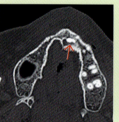
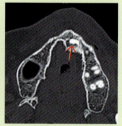

図8-6b～f 埋伏した|③と前歯部歯根の状況が確認できる連続CT画像（axial像）.

8-4b, c）．一方，下顎は7|7の歯根は異常がなく（図8-4d, e），8|8の抜去となりました．

図8-5aは③|の埋伏および正中部の過剰歯の症例です．図8-5b〜eからも③|の周囲に広範囲な境界明瞭なlow density areaと過剰歯が確認でき，含歯性囊胞と診断しました．本症例は過剰歯の抜去と③|の周囲の囊胞の除去後，③|の牽引を行いました．

図8-6aは|③の埋伏症例です．パノラマエックス線画像から|③の埋伏が確認できますが，この情報だけでは治療方針の決定は困難でした．そこで，

98

■下顎両側第二小臼歯の埋伏

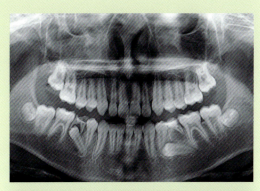

図8-7a 5̅|5̅の埋伏歯が確認できるパノラマエックス線画像.

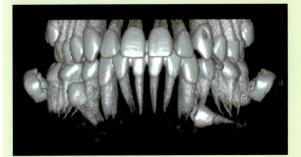

図8-7b 三次元立体構築画像（正面）.

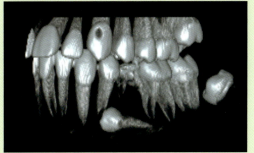

図8-7c 三次元立体構築画像（左側）.　埋伏した5̅と4̅の歯根の位置関係が把握できる.

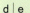
d | e

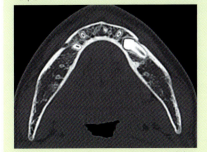

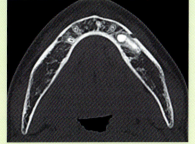

図8-7d,e 埋伏した小臼歯の歯冠は前方に位置する小臼歯の歯根にはほとんど影響を及ぼしていない（e：dの解剖図）.

図8-7f 埋伏した小臼歯とオトガイ孔の位置関係が確認できるCT画像.

CT撮像を行い，図8-6b〜fに示したaxial像から埋伏|3̲の歯冠は1̲|1̲と|2̲の歯根尖の近傍にあるが，歯根には影響を及ぼさず，|3̲の唇舌的，垂直的な位置関係からは開窓・牽引は困難であると診断した結果，埋伏|3̲の抜去を行うことにしました．

このように垂直的な高さが同じような位置にある|3̲の埋伏でも，埋伏歯の状況により治療方針が異なることもありますから，埋伏歯の三次元的な位置の把握や隣接する歯の歯根への影響を精査することは重要です．

図8-7aは5̅|5̅の埋伏歯のパノラマエックス線画像です．下顎右側に関しては第二乳臼歯の根尖性歯周炎が原因と思われます．そこで第二乳臼歯を抜去し5̅の自然萌出を期待しました．下顎左側に関しては原因は不明ですが，歯胚の方向異常が認められます．

本症例は矯正歯科治療の方針として非抜歯と判断した症例でしたので，通常では小臼歯の抜去はしませんが，埋伏の状況から|4̅か|5̅のどちらかの抜去が不可避と判断しました．治療方針は，「|5̅埋伏歯」か「|4̅と|E̅の抜去後，埋伏|5̅の牽引」が考えられました．抜去部位の決定には埋伏歯の隣在歯の歯根状態や下歯槽神経の走行状態を把握することが必要で

Chapter 8 CTの矯正歯科領域への臨床応用

■弯曲した歯根を伴う上顎右側中切歯の埋伏

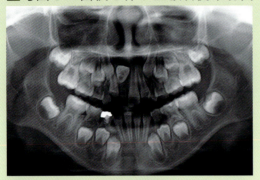

図8-8a ⌈1の埋伏歯が確認できるパノラマエックス線画像.

| b | c | d |

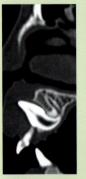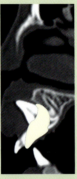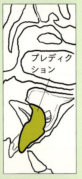

図8-8b〜d　b：歯根の弯曲の程度が把握できるCT画像．c：埋伏歯を治療した場合の歯根の位置を検討するためのプレディクション．d：cの解剖図．

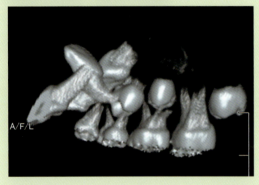

図8-8e　三次元立体構築画像．埋伏歯の歯根の弯曲状況と隣在歯との位置関係が把握できる．

す．

本症例では図8-7b, cの三次元立体構築像から⌈5の歯冠が⌈4の根尖に触れているように思われましたが，図8-7d, eのCT画像からは触れていないか，触れていてもごく軽度であることが確認できました．

このような状況では，もし可能であれば⌈5埋伏歯の抜去が適当であると考えられました．しかし，図8-7fからオトガイ孔の位置が通常より後方に位置していることが確認できたため，埋伏⌈5の抜去術の施術は困難と判断し，⌈4の抜去後，⌈5の開窓・牽引となりました．もっとも埋伏⌈5にアンキローシスがある場合は牽引ができなくなり，⌈4と⌈5を失う可能性があります．開窓術中で術野を明視できる状況下で埋伏⌈5の動揺度などを確認し，アンキローシスが疑われる場合は，⌈4の歯根端切除と埋伏⌈5の抜去などの治療方針も考えました．

3．治療方針の立案

萌出方向の異常による埋伏歯は牽引方向を検討する必要があります．パノラマエックス線画像では三

次元的な状況が把握できないのでCT画像により牽引方向を検討することも多くなってきました.

また埋伏歯の治療方針の決定が難しいことも多く,決定に際しては側方頭部エックス線規格写真やパノラマエックス線画像を使用した分類が役立つ場合があります. 現在,有用と思われる手段として知られているものは,犬歯においてはエリクソンらが発表した評価方法があります[8].

この方法はパノラマエックス線画像上で簡易に判断できるセクター分類ですが,パノラマエックス線画像においては歯胚の位置によっては歯根のでき方の判定が困難となる場合があり,歯根の弯曲などの三次元的な歯根の状況の把握が困難です.

そのことを考慮すればパノラマエックス線画像による診断だけではなく,CTや歯科用CBCTを用いた診査結果の情報も非常に有用で,CTや歯科用CBCTの判定基準と組み合わせることによって,より明確な診断が可能となり,治療結果に大きく貢献

できると考えられます. また歯根の弯曲に関しては,とくに切歯部の埋伏である程度歯根が形成している状況では,歯根弯曲の程度によって牽引後の歯の排列に影響を考慮する必要があります.

図8-8aは1|の埋伏歯のパノラマエックス線画像です. 反対側の同名歯と比較しても歯根尖は形成中と思われますが,この画像からは歯根の形成状況などの確認は困難です. しかし図8-8bのsagittal像からは歯根の弯曲の程度も確認でます. 図8-8eの三次元立体構築像から,歯根の弯曲および歯根尖の三次元的な位置がさらに詳細に把握できます.

本症例の場合は1|埋伏歯の歯根の弯曲度合いが強く,治療により歯軸を正常にした場合には歯根尖が歯槽骨外に出る可能性があったため,埋伏歯を治療した場合の歯根の位置を検討するためのプレディクションを作製し(図8-8c, d参照),開窓・牽引を試みることとなりました.

Ⅱ 歯科矯正用アンカースクリューの植立

近年では歯科矯正用アンカースクリューによって以前では達成できなかった治療目標の設定が可能となっています.

しかし矯正歯科用アンカースクリューは複雑な力系の理解が必要であり,矯正歯科治療が複雑となる場合もあります. また植立部位の選定には術前診査が必要です. そこでCTや歯科用CBCTによる診査は絶対的に必要ではありせんが,多くの場合その使用が推奨されます.

日本矯正歯科学会では歯科矯正用アンカースクリューのガイドラインを作成して,術前診査に関してもエビデンスを示しながら詳細に記述しています(ガイドラインURL:http://www.jos.gr.jp/medical/file/anchor_screw_guideline_02.pdf).

アンカースクリューの植立部位の決定には,隣在歯の歯根,上顎洞底,下顎管,オトガイ孔の位置,切歯管,大口蓋孔の位置などを診査する必要があり

ます. とくにCTが推奨される場合は,口蓋正中部における鼻腔低までの距離の判定や上顎第二小臼歯・第一大臼歯間で,上顎洞底部が下降している場合などです.

また皮質骨の厚みは1mm以上必要とされており,植立部位の粘膜の厚みは歯科矯正用アンカースクリューの植立の安定性に関連します. 粘膜厚に関しては注射針の刺入でも判定は可能ですが,皮質骨の厚みはCTや歯科用CBCTによる検査が有効です. また歯根が近接している場合は歯科矯正用アンカースクリューの直径や長さの選択の際に三次元的な計測を行います.

図8-9aは6 5|5 6間の頬側に歯科矯正用アンカースクリューを埋入する際に撮影したパノラマエックス線画像ですが,この画像からは歯根の近接状況および上顎洞底の詳細な状況が把握できなかったため,さらにデンタルエックス線画像を撮影しま

Chapter 8 CTの矯正歯科領域への臨床応用

■ 歯科矯正用アンカースクリューの位置と方向の診断

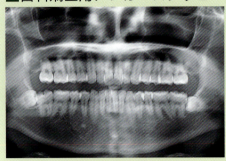

図8-9a ６５|５６間の頬側に歯科矯正用アンカースクリュー埋入予定の患者のパノラマエックス線画像．上顎洞底の低位と歯根の近接が確認できなかった．

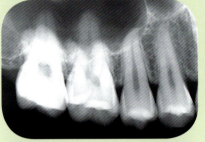 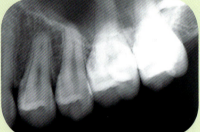

b | c

図8-9b, c デンタルエックス線画像でも歯根の近接度合いや上顎洞の陥入の詳細な状況は把握できなかった．

d | e

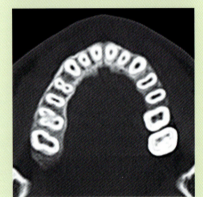 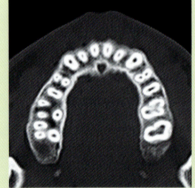

図8-9d, e CT画像から６５|５６間にアンカースクリューを埋入するに際し，十分なスペースがあることが確認できた．

f | g

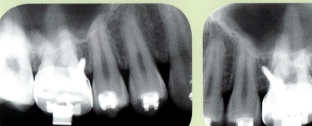

図8-9f, g アンカースクリュー埋入後のデンタルエックス線画像．

した（図8-9b, c）．

しかし，これらの情報だけではアンカースクリューの植立ができるか否かの判断が困難でしたので，CT撮像を行いました．図8-9d, eに示したaxial像から６５|５６間の頬側には十分なスペースがあることを確認し，また上顎洞底に関してはアンカースクリューの位置と方向さえ適切であれば植立は可能と判断しました．図8-9f, gにアンカースクリュー埋入後のデンタルエックス線画像を示します．

アンカースクリューを用いた治療の場合には上顎

■歯科矯正用アンカースクリューによる上顎前歯部のリトラクション

a | b

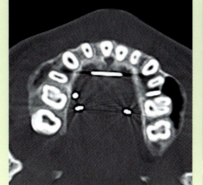 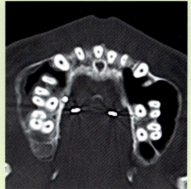

図8-10a, b　上顎前歯と切歯管の位置関係が確認できるCT画像.

c | d

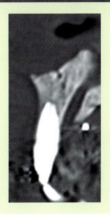 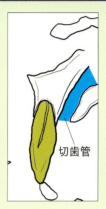

図8-10c, d　切歯管と前歯の歯根の位置関係が把握できるCT画像（sagittal像・d：cの解剖図）.

前歯の舌側への移動量が大きくなる傾向があり，歯根に関しても遠心への移動量が多くなります．その場合，上顎前歯の歯根と切歯管との位置があまりにも近接していると，上顎前歯のリトラクション量が限定的となるので，診断を決定する際の重要な情報となります．

図8-10a, bは歯科矯正用アンカースクリューによる上顎前歯部のリトラクション予定の患者のCT画像です．切歯管の位置が$\underline{1|}$の歯根にかなり近接していることが確認できます．

図8-10c, dのsagittal像からは歯槽骨の厚みと歯根と切歯管の関係がより明確に把握できます．このことから上顎前歯の舌側移動量は当初の目標より少なく設定し，トルクのコントロールに注意を払うこととなりました．

参考文献

1. 野田 忠. 萌出障害の咬合誘導. 2000；新潟歯学会雑誌. 30：1-13.
2. 野田 忠，田口 洋. 萌出障害の咬合誘導 知っておきたい原因と治療法. 東京：医学情報社，2007.
3. 下里常弘ほか（編）：口腔診断学. 東京：デンタルダイヤモンド社. 1992.
4. 白川哲夫，飯沼光生，福本 敏（編集）. 小児歯科学 第5版. 東京：医歯薬出版. 2017.
5. 上田公子. 萌出障害について. 2013；四国歯学会雑誌. 25：65-69.
6. 野田隆夫，野田雅代. 抜歯しない埋伏歯の矯正歯科治療. 埋伏歯治療にかかわるすべての歯科医師のために 東京：クインテッセンス出版. 2016.
7. 岡野友宏，小林 馨，有地榮一郎（編）. 歯科放射線学 第6版. 東京：医歯薬出版. 2018.
8. Ericson S, Kurol J. Early treatment of palatally erupting maxillary canines by extraction of the primary canines. 1988；Eur. J. Orthod. 10：283-295.

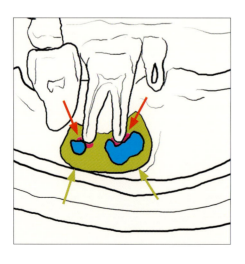

Chapter 9

CTの顎変形症への臨床応用

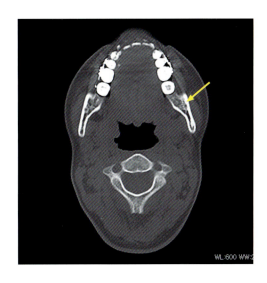

Chapter 9 CTの顎変形症への臨床応用

I 顎変形症の形態分析と治療ゴールの設定

1. 三次元情報のアドバンテージ

　顎変形症は頭蓋，上顎骨，下顎骨，上顎歯列，下顎歯列の5要素の相対的位置関係の異常からなります（図9-1a, b）．さらに下顎骨そのもののゆがみなど5要素それ自体の形態異常などが加わります．

　顎顔面・頭蓋の形態の分析には頭部エックス線規格写真（セファロ）が広く用いられています（図9-2a～c）．しかし三次元的に複雑な変形が生じている症例に対しては，二次元的な分析であるセファロでは的確な診断を下すのには限界があります．

　CT画像からの三次元情報を立体的に構築し可視化させることで，これらの要素の相互の位置関係の異常や形態そのものの異常を的確に分析することができるのです（図9-3a～c）．またCTは咬筋肥大などの軟組織の異常を的確に捉えることができます．

2. Bottom up treatmentからTop down treatmentへ

　これまでの外科的矯正治療は二次元的な分析から三次元的な治療のゴールを想像し，術前矯正治療を計画するBottom up treatmentが中心でした．今後は三次元的な治療の観点に立って，まず顎骨の位置を決定し，術前矯正治療を計画するTop down treatmentへのパラダイムシフトが求められます．つま

■骨格の構造

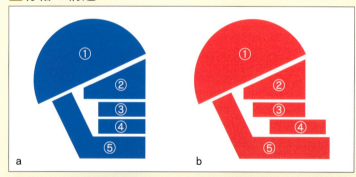

図9-1a, b　骨格を決定する5要素の模式図．a：正常．b：下顎前突症の模式図．①：頭蓋，②：上顎骨，③：上顎歯列，④：下顎歯列，⑤：下顎骨（Khouwら：1972の模式図を引用改変）

a | b | c

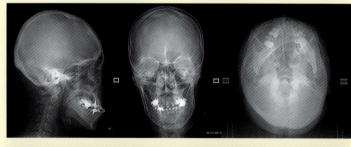

図9-2a～c　頭部エックス線規格写真（セファロ）．a：側面．b：正面．c：軸位．Cantの異常は把握できるが，Yawingは不明瞭である．

a | b | c

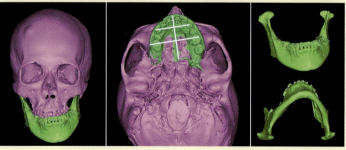

図9-3a～c　図9-2と同じ症例の三次元CT画像．複雑な変形（Yawingや下顎骨自体のゆがみ）を的確に把握できる．

■二次元画像と三次元画像

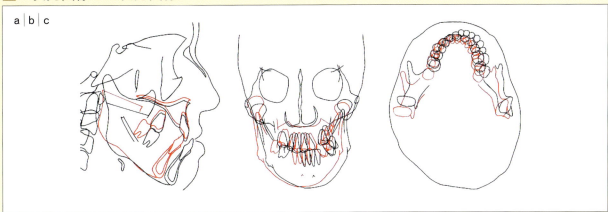

図9-4 a～c　図9-2, 3と同じ症例のCephalometric prediction．黒線は術前，赤線は術後を示す．

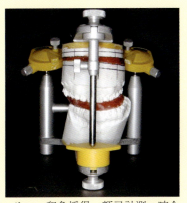

図9-5　モデルサージェリー．印象採得，顔弓計測，咬合器付着，模型の切断などのステップが必要なため誤差が生じてしまう．

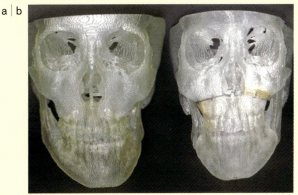

図9-6 a, b　三次元実体モデル（a：術前．b：術後）．

りシミュレーションソフトで外科的矯正治療終了後の三次元的な軟組織画像を治療ゴールとして設定します．これで顎骨の位置が決定でき，さらに，その顎骨の位置を手術で実現するために，術前矯正治療の計画を立案します．緊密な咬合を得ると同時に，より審美性に優れた治療結果が期待されます．

II 手術シミュレーション

　顎矯正手術のシミュレーションはCephalometric prediction（図9-4 a～c）とModel surgery（図9-5）が中心でした．Cephalometric predictionは硬組織を移動時の軟組織の追従率，術後安定性などのデータが蓄積されており，現在でも信頼性のある重要な方法です．しかし，本来三次元的なものである顔貌や骨格を二次元的なものに投影したために，そのシミュレーションには限界があります．

　とくに複雑な顔面非対称を伴う顎変形症は，セファロのような二次元的な分析だけで治療方針の立案をすることはできません．複雑な非対称症例は頭蓋に対する上顎骨の偏位，上顎骨のCantの異常やYawing，下顎骨の上顎骨に対する偏位，上顎骨と下顎骨のそれ自体のゆがみ，などこれらの要素のいくつかが組み合わされています（図9-3参照）．

　三次元シミュレーションには三次元実体モデル

Chapter

CTの顎変形症への臨床応用

■ 下顎骨と頬骨の位置関係の決定

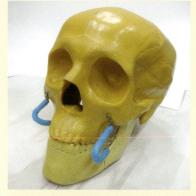
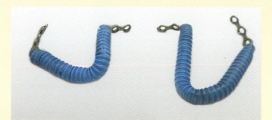

図9-7 a, b　チタン製プレートと光重合レジンで作製した位置決め装置．下顎骨と頬骨（Le Fort I骨切り術の骨切り線の上方）を固定する．

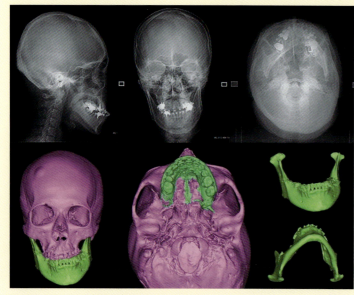

図9-8　Cantの異常とYawing．下顎骨の形態異常が認められる．

（図9-6 a, b）を用いる方法とパソコン上で三次元構築画像（シミュレーションソフト）を用いる方法があります．シミュレーションソフトは三次元実体モデルと比較して，何回も骨切りや顎骨の位置決めができるという利点があります．

立案した手術計画を実際の手術に反映させるためには，手術ナビゲーションやダブルスプリント法を用います．ダブルスプリント法では中間スプリントを用いますが，Model surgeryでは印象採得，顔弓測定，咬合器付着などのステップごとに誤差が生じます．立案した手術計画を正確にModel surgeryに反映させること自体にも限界があります．シミュレーションソフトを利用してCAD/CAMを用いて中間スプリントを作製すれば，これらの問題を解決できます．

またダブルスプリント法は手術中に下顎骨を基準として中間スプリントを介在させ，上顎骨を位置決めします．下顎骨は可動性があるので，手術計画を実際の手術に正確に反映させるためには，シミュレーションで用いた下顎骨と頭蓋骨の位置関係を実際の手術で再現することが必要です．筆者らはシミュレーションで用いた顎位でスプリント（Pre-surgical splint）を作製し，それを手術中に介在させた状態で下顎骨と頬骨との位置関係を手術中に再現するための装置を考案して，使用しています（図9-7 a, b）．

■骨格性下顎前突症例

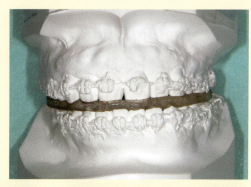

図9-9　Pre-surgical splint. 口唇がRelax positionになるように下顎最後方位（中心位）から少し開口させた顎位でスプリントを作製する．このスプリントを介在させた状態でCT画像を撮像する．この画像をPre-surgical splintとして使用することでシミュレーションの結果を手術に反映させる．

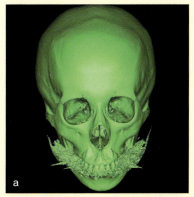 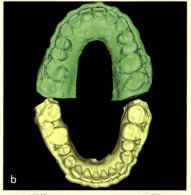 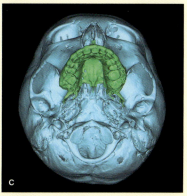

図9-10a～c　三次元画像の構築．a：顎骨のCT画像．アーチファクトを認める．b：歯列模型のCT画像．c：顎骨と歯の画像の統合画像．

本稿ではパソコン上での三次元構築画像を用いた手術シミュレーションと手術計画を実際の手術に反映させる方法[1]を，非対称を伴う骨格性下顎前突症の症例で紹介します（図9-8）．

1．シミュレーションと術前準備

a. Step 1　Pre-surgical splint（術前スプリント）の作製とCT撮像

口唇がRelax positionになるように，下顎最後方位（中心位）から少し開口させた顎位で術前スプリントを作製します（図9-9）．術前スプリントを介在させた状態でCTを撮像します．

b. Step 2　三次元画像の構築

DICOMデータをシミュレーションソフトに入力し，三次元画像を構築します．歯のデータは歯の修復物や矯正器具のアーチファクトの問題があるため，歯列模型をCTで撮像するか光学スキャンで歯の情報を取得します．口腔内から歯を直接スキャンする場合には光学スキャンで取得します．得られた歯の情報をシミュレーションソフトに入力し，顎骨の情報と統合して，三次元画像を完成させます（図9-10a～c）．

c. Step 3　三次元画像上でのシミュレーション

Le Fort I型骨切り術，下顎枝矢状分割術，下顎枝垂直骨切り術など，予定されている手術を画像上で行います（図9-11a）．Cephalometric predictionと術後の咬合関係をもとに，上下顎骨骨片の複合体を画像上で動かしていきます．硬組織と軟組織画像で顔面の正中と上下顎骨の正中を合一させ，さらにCantを修正します．ただし，これだけでは非対称は改善しません（図9-11b）．

次に画面上でYawingを修正します．正面像だけ

Chapter 9　CTの顎変形症への臨床応用

■三次元画像上での手術のシミュレーション

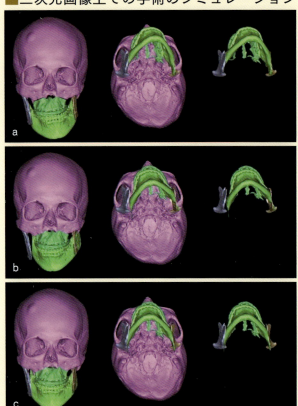

図9-11a〜c　a：シミュレーション前の画像．b：Cantの異常だけを改善させたシミュレーションなので，非対称が改善されていない．c：CantとYawingを改善したシミュレーション．非対症が改善されている．図9-4のCephalometric predictionでは治療ゴールの設定に限界があることがわかる．

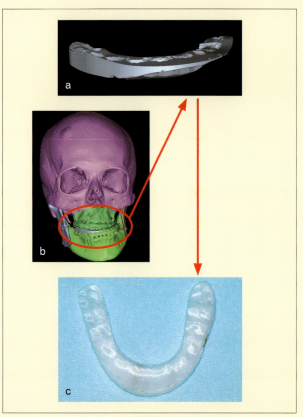

図9-12a〜c　CAD/CAMで作製したスプリント．a：シミュレーションソフトで，上顎骨のみ骨切り位置決めする．b：中間スプリントをデザイン．c：得られたデータを三次元プリンターに入力してスプリントを作製する．

でなく，左右の斜位や軸位での画像が対象となるように，Yawingを修正します．これで上下顎骨移動術の手術のゴールが決定されます（図9-11c）．口腔外科医と矯正歯科医が協議のうえ，これらのシミュレーションを行います．

d. Step 4　Intermediate splint（中間スプリント）の作製

下顎骨をシミュレーション前の位置で動かさず，上顎骨のみを移動させた状態で，中間スプリントをCAD/CAMを用いて作製します（図9-12a〜c）．

2．実際の手術への反映

シミュレーションを手術に正確に反映するためには，シミュレーションでの下顎骨の位置が再現されなくてはなりません．また中間スプリントを用いた上顎骨の位置決めは可動性がある下顎骨が基準になります．上顎の位置決めの際には，下顎骨の位置を再現する必要があります．

手術ではまず術前スプリントを装着し，顎間固定を行い，下顎骨と頰骨（Le Fort I骨切り術の骨切り線より上方）の間で位置決め装置を作製します（図9-13）．この操作でシミュレーションでの頰骨に対する下顎骨の三次元的な位置が再現されます．

■ 骨切り術

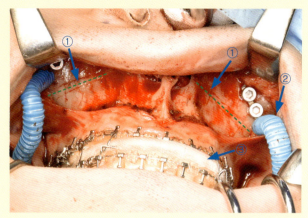

図9-13 骨切り前の下顎骨位置の記録．下顎骨と顔面頭蓋との三次元的な位置関係を再現するために術前スプリントを装着し，顎間固定を行い，記録を残す（図中①：骨切り線，②：チタン製プレートと光重合レジンを用いた位置決め装置，③：術前スプリント）．

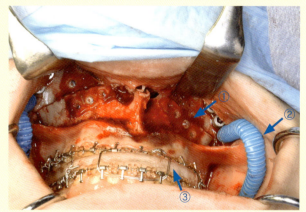

図9-14 上顎骨の位置決め．中間スプリントを介在させたうえで，位置決め装置を再装着し，顎間固定を行い下顎骨の位置を再現する（図中①：吸収性骨片固定用プレート，②：チタン製プレートと光重合レジンを用いた位置決め装置，③：中間スプリント）．

　この位置決め装置を撤去したのちに通常のLe Fort I骨切り術を行い，中間スプリントを用いて上顎骨の位置決めを行います．上顎骨の位置決め時に，中間スプリントを介在させたうえで位置決め装置を再装着し，顎間固定を行い下顎骨の位置を再現します．

　これでパソコンを用いたシミュレーションに沿った上顎骨片の位置が，実際の手術に反映されます（図9-14）．位置決めを確認後，骨片固定用プレートで固定し，下顎骨移動術に移ります．

III 顎矯正手術の術前診査

　顎矯正手術を安全に行うためには，術前に神経，血管，歯根などの解剖学的位置関係や顎骨の形態などを把握することが重要です．パノラマエックス線画像などの二次元的な画像では限界がありますが，CT画像からの情報を用いることでより的確に評価することができます．

1．Le Fort I型骨切り術

a．翼突上顎縫合

　翼状突起が上顎骨に結合する部位にはさまざまなバリエーションがあります．上顎結節の下方で結合しているか，上方で結合しているかなどを確認し，プテリゴイドマイセルで十分に切離します（図9-15a, b）．

Chapter 9　CTの顎変形症への臨床応用

■翼突上顎縫合と下行口蓋動脈

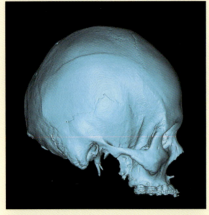
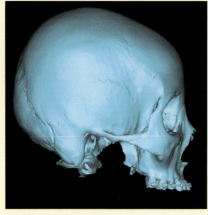

図9-15a, b　翼突上顎縫合．翼状突起が上顎結節後方で結合する部位にはバリエーションがある．翼状突起の結合部位を確認する（a：上方で結合．b：下方で結合）．

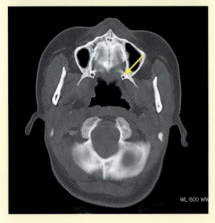
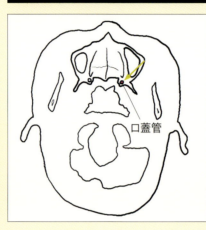

図9-16a, b　口蓋管（矢印）の中を下行口蓋動脈が走行している．b：aの解剖図．

b. 下行口蓋動脈

Le Fort I型骨切り術では，上顎骨外側後方の骨切り時，上顎洞内側壁の骨切り時および翼突上顎縫合の分割時に下行口蓋動脈を損傷する可能性があります．下行口蓋動脈は口蓋管の中を走行するので，CT画像では大口蓋管の位置を把握します．

上顎骨外側後方の骨切り時には上顎骨後方の骨切り線から口蓋管までの距離を，また上顎洞内側壁の骨切り時には梨状口前縁から口蓋管までの距離を把握する必要があります．翼突上顎縫合をプテリゴイドマイセルで切離する際には同部での口蓋管の位置を把握する必要があります（図9-16a, b）．

c. 歯根の位置

上顎骨外側骨切り時には歯根尖の位置を確認します．根尖から5mm以上，上方に骨切り線を設定し，歯への血流を確保します．顎間固定用スクリュー埋入時や骨片固定時には歯根を損傷しないように，歯根の位置を確認します．

2．馬蹄形骨切り術

馬蹄形骨切り術はLe Fort I型骨切り術でDown fracture後に，上顎骨片を歯列骨片と口蓋骨片に馬蹄形に分割する方法です．上顎後方移動術や著しい上方移動などに対して行われます．馬蹄形骨切り術は口蓋管と歯根尖の間に骨切り線を設定します．

大臼歯の口蓋根と下行口蓋動脈の間を骨切りするので，CT画像からの冠状断面画像で，大臼歯の歯根尖と口蓋管，口蓋溝の位置を確認します．口蓋根が鼻腔底に近接している症例では，馬蹄形骨切り

■馬蹄形骨切り術と下顎枝矢状分割術

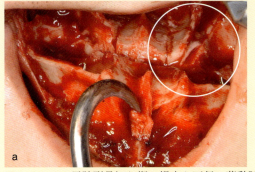
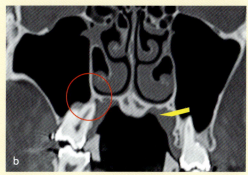

図9-17a, b 馬蹄形骨切り術．根尖と下行口蓋動脈（口蓋管，口蓋溝）の間を骨切りする．根尖が鼻腔底に近接している症例では注意が必要である．図bの黄色い印は骨切り線．

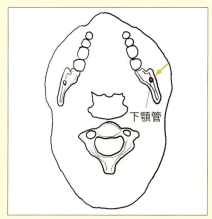

図9-18a, b 下顎枝の厚みがある程度ある症例でも下顎管（矢印）が外側皮質骨に接していることがある．このような症例では下歯槽神経血管束の損傷に注意が必要である．b：aの解剖図．

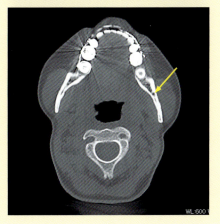
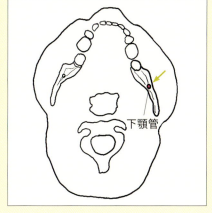

図9-19a, b 下顎枝が菲薄である．このような症例では下顎枝垂直骨切り術への変更を考慮する．下顎管（矢印）．b：aの解剖図．

の骨切り線を鼻腔底側に設定します．また上顎結節の骨の奥行や口蓋骨の厚みなどを把握します（図9-17a, b）．

3．下顎枝矢状分割術

下顎管の走行を把握するためにもCT画像の読像が有効です[2]．下顎管が外側の皮質骨に近接している場合には下歯槽神経血管束の損傷に注意が必要です（図9-18a, b）．骨が菲薄な症例は，異常骨折に注意が必要です（図9-19a, b）．

著しく菲薄な症例や下顎管が外側の皮質骨に接している症例では下顎枝垂直骨切り術などほかの術式

Chapter 9　CTの顎変形症への臨床応用

■ 近位骨片と遠位骨片の干渉と下顎枝垂直骨切り術

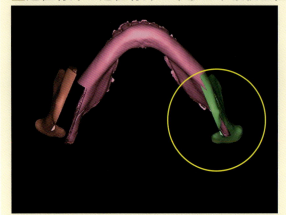

図9-20　近位骨片と遠位骨片の干渉（円内）．術式の変更や遠位骨片を若木骨折させるなどの処置が必要となることがある．

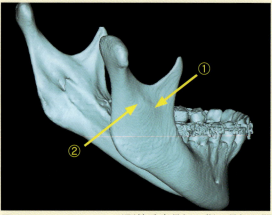

図9-21　Antilingula．下顎枝垂直骨切り術の骨切り開始点の指標としてAntilingulaを用いる報告もあるが，下顎孔を反映していないことも多く経験している（図中①：Antilingula，②：下顎孔の位置）．

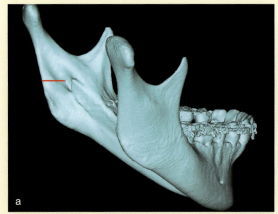

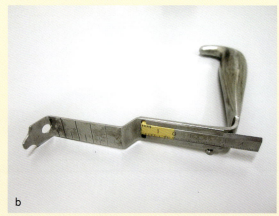

図9-22a, b　a：下顎枝後縁までから下顎孔までの距離（赤い線）を計測する．b：手術ではスケールのついた鈎（KT式IVROレトラクター®：Medical U&A Inc.）を用いて下顎後縁から距離を確認する．

に変更することを考えます．またシミュレーションで近位骨片と遠位骨片の干渉も予測することができます（図9-20）．

4．下顎枝垂直骨切り術

下顎神経や下歯槽動静脈の損傷を避けるため，下顎孔の後方を骨切りの開始部とします．従来，下顎枝外面から下顎孔の位置を同定する方法にはAntilingulaやMidwaist pointを指標とする方法がありました．しかし，これらが下顎孔の位置を反映しているとは限りません（図9-21）．この点，CTは骨切り開始点の設定に極めて有効です．

術前にCT上で下顎孔の後方に骨切り開始点を設定します．下顎枝後縁と骨切り開始点の距離を計測し，手術ではスケールのついた鈎[3]を用いて骨切り開始点を設計します（図9-22a, b）．筆者らはPatient-specific instrumentを作製し，手術中のガイドとしています（図9-23, 24）[4]．

術前にCT画像を読像しておき，下顎枝の内側への弯曲の程度や外側翼突筋と下顎枝との位置関係を確認しておきます．下顎枝の内側への弯曲が強い症例は術野の視認性が悪く，とくに下顎枝後縁が明示

■ 骨切り線の設定

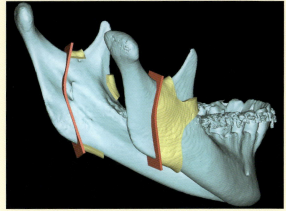

図9-23 下顎孔後方に下顎枝垂直骨切り術の骨切り線を設定し，Patient-specific instrument（PSI）をデザインする．

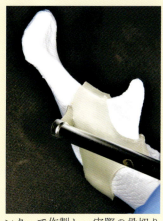

図9-24 PSIを三次元プリンターで作製し，実際の骨切り開始点のガイドとする．

■ 下顎枝の内側への彎曲の程度

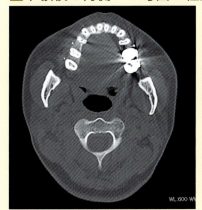

図9-25 下顎枝が内側に彎曲している．下顎枝垂直骨切り術では下顎枝（とくに下顎枝後縁）の視認性が悪くなる．

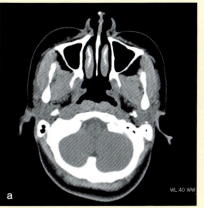

図9-26a, b　aの症例はbの症例に比べて外側翼突筋（矢印）が下顎切痕に近接していることがわかる．このような時には顎動脈の損傷に注意する．

できません（図9-25）．そのため手術の難度が高くなります．

下顎切痕の内側で顎動脈は下顎骨に最接近しています．日本人では顎動脈が下顎枝内面を経過する際に，外側翼突筋の内側を通ります．このため外側翼突筋が大きな症例や外側翼突筋と下顎枝内面が接近している症例では顎動脈の損傷に注意が必要です（図9-26a, b）．

IV　まとめ

顎変形症を治療するために，CT画像を撮像し，三次元的に分析することは，診断，治療計画の立案，手術シミュレーションなどの各ステップで必須となっています．また手術の安全性や精度を高めるためにも非常に有効なツールです．さらにインフォームドコンセントを得るうえでも，患者が病態や治療方針，その予想される結果や危険性を十分理解するために，欠かせないものになっています．

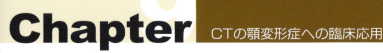

CTの顎変形症への臨床応用

参考文献

1. Tominaga K, Habu M, Tsurushima H, Takahashi O, Yoshioka I. CAD/CAM splint based on soft tissue 3D simulation for treatment of facial asymmetry. 2016;Maxillofac Plast Reconstr Surg. 27;38(1):4.

2. Yoshioka I, Tanaka T, Habu M, Oda M, Kodama M, Kito S, Seta Y, Tominaga K, Sakoda S, Morimoto Y.Effect of bone quality and position of the inferior alveolar nerve canal in continuous, long-term, neurosensory disturbance after sagittal split ramus osteotomy. 2012;J Craniomaxillofac Surg. 40(6):e178-183.

3. Tominaga K, Yoshioka I, Nakahara T, Fukuda J. A simple technique to avoid the mandibular nerve in intraoral vertical ramus osteotomy. 2002;J Oral Maxillofac Surg. 60(9):1089-1091.

4. Ohtani T, Habu M, Nakahara T, Tominaga K, Yoshioka I.Simple patient-specific instrument for intraoral vertical ramus osteotomy. 2019;British J Oral Maxillofac Surg. 57(4):381-382.

Chapter 10

CT（MR）の顎関節症への臨床応用

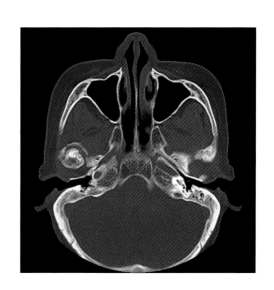

Chapter 10 CT(MR)の顎関節症への臨床応用

I 顎関節の構造[1,2]

1. 下顎頭

形状はフットボール状の横楕円形で，大きさは長径が15〜20mm，幅径が8〜10mmです．左右の下顎頭の長軸のなす角度は145〜160°で，外側が内側より前方に位置しています（図10-1）．

2. 下顎窩

前縁を関節結節，後縁を関節後突起，内側縁を蝶形骨大翼外側縁で構成される窩です（図10-2）．水平面からみると，錐体隣裂，鼓室隣裂，錐体鼓室裂の3つの裂隙が存在し，とくに錐体鼓室裂には，前鼓室動脈と鼓索神経が通っています（図10-3）．

3. 関節軟骨

上條[1]によれば，関節軟骨の厚みは，関節結節部で0.41mm，下顎窩部で0.23mm，下顎頭前縁部で0.27mm，下顎頭のほかの部位で0.20mmとされています．関節軟骨が厚い部位は耐圧部と考えられることから，顎関節部に加わる力については下顎頭前縁から関節結節部の方向に向かわせることが顎関節構造体を保護するうえで重要と思われます（図10-4）．

4. 関節包

顎関節を包む薄い結合組織からなる扇形の袋で，側頭骨の下顎窩周囲より起こり，下顎頭周囲に付着しています．関節包は，下顎頭・関節結節・関節円板の動きを保護し，円滑にする，関節腔内部と外界を隔てる，下顎頭と関節円板の動きを制限するなどの機能を担っています（図10-5）．

5. 滑膜

関節包内面を覆う疎な軟らかい結合組織で，表面

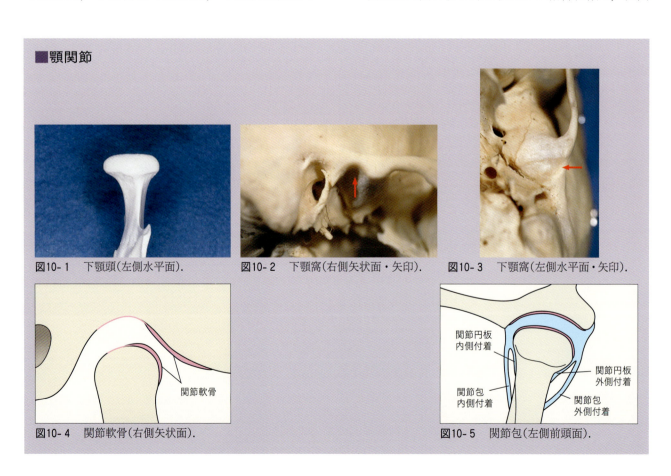

■顎関節

図10-1　下顎頭（左側水平面）．
図10-2　下顎窩（右側矢状面・矢印）．
図10-3　下顎窩（左側水平面・矢印）．
図10-4　関節軟骨（右側矢状面）．
図10-5　関節包（左側前頭面）．

■関節円板

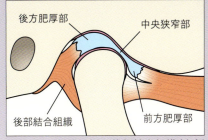
図10-6 関節円板と後部結合組織(右側矢状面).

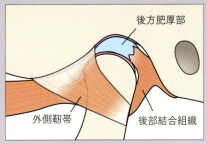
図10-7 外側靱帯(左側矢状面).

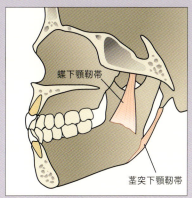
図10-8 副靱帯(参考文献1より引用改変).

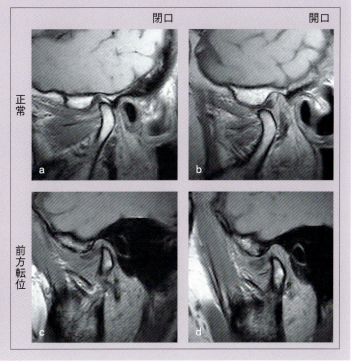
図10-9 a〜d 関節円板の正常像と復位を伴わない前方転位を示す症例のMR画像. a,b：正常者の顎関節T1強調画像. a：閉口時に関節円板の形態は蝶ネクタイ状を呈している. 関節円板の後方肥厚部は，ほぼ下顎頭頂上に認められる. 関節円板および位置は正常. b：開口時，関節円板の中央狭窄部は下顎頭頂に位置している. 円板の位置は正常. c,d：復位を伴わない顎関節前方転位を示す患者の顎関節T1強調画像. c：閉口時に関節円板の後方肥厚部を下顎頭頂の前方に認める. 形態は正常だが，関節円板前方転位の所見を認める. d：開口時に関節円板の後方肥厚部を下顎頭より前方に認める. 関節円板は復位していない状態である.

は滑沢ではなく絨毛様突起やヒダが存在します. 膜面は卵白様のアルカリ性絨毛液で潤っており，関節面の運動を円滑にする機能を担っています.

6．関節円板

前方肥厚部，中央狭窄部，後方肥厚部の3つに区分され，中央狭窄部は血管網が欠如した耐圧部です. このことから顎関節部に加わる力については下顎頭前縁から関節結節部の方向に向かわせ，かつ両者の間に関節円板の中央狭窄部が介在することが顎関節の理想的な位置関係と考えられます（図10-6）.

7．円板後部結合組織

関節円板のすぐ後方にある厚い結合組織で，関節円板と関節包の後壁を結んでいます. 上部は関節円板より起こり下顎窩後壁と錐体鼓室裂に付着し，下部は下顎頭後部に付着し，関節円板と関節包を結んでいます. この組織は血管，神経が豊富で，錐体鼓室裂にも付着していることから，この部位が過剰に圧迫されたり，伸展されたりすると障害を生じるこ

Chapter 10

CT(MR)の顎関節症への臨床応用

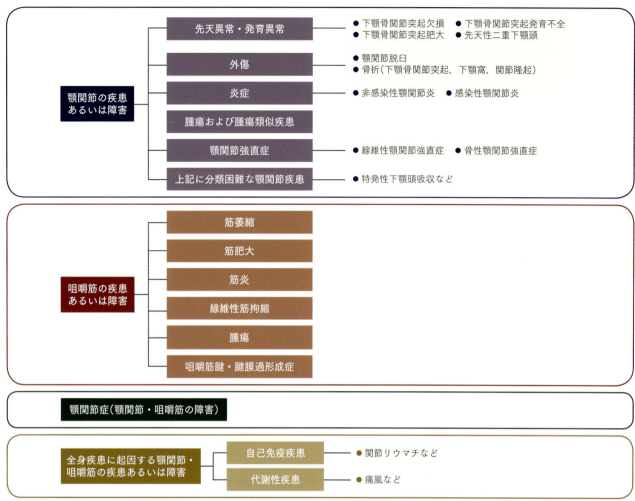

図10-10 顎関節・咀嚼筋の疾患あるいは障害(日本顎関節学会：2014).

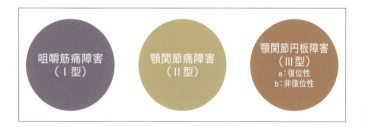

図10-11 顎関節症の病態分類(日本顎関節学会：2013).

とが予測されます．関節円板後部結合組織は，関節円板の前進・後退運動に関与し，前方運動の際に下顎頭後方に生じる隙間を補足し，運動を円滑に保つ機能があります(図10-6)．

8．靱帯

顎関節部には外側靱帯と蝶下顎靱帯，茎突下顎靱帯の2つの副靱帯が存在しますが，主に機能を担っているのは外側靱帯で，下顎頭・関節円板・下顎窩相互間の接触を保持し，下顎頭の前進および後退運動を制御しています(図10-7～9a～d)．

9．血管・神経

顎関節の外側には浅側頭動脈の枝が，内側には顎動脈の枝が存在し，関節包の外表で互いに吻合し動脈網を形成しています．神経は，耳介側頭神経，咬

■正常とjoint effusion

a | b

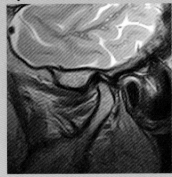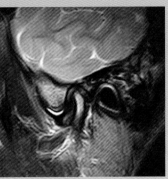

図10-12a, b　a：T2強調画像にて顎関節の上部の下関節腔内に高信号領域は認めない正常者の画像．b：Temporomandibular joint（TMJ）effusionを示す状態が描画された患者の画像．同じくT2強調画像にて上関節腔内に高信号領域を認める．液性成分の貯留と考えられるTMJ effusionの所見である．

■下顎頭の変形

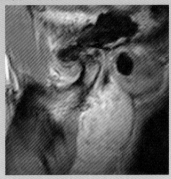

図10-13　下顎頭の変形を示す顎関節T1強調画像での下顎頭のMR画像．下顎頭の頭頂部は凹凸を認め，皮質骨は一部消失している．下顎頭の脂肪信号も一部消失している．

■浮腫を示す下顎頭

a | b

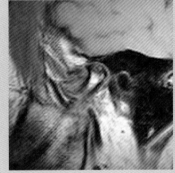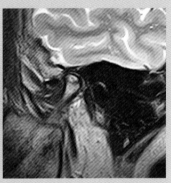

図10-14a, b　浮腫を示す下顎頭のMR画像．a, b：下顎頭の浮腫を示す患者の顎関節MR画像．a：T1強調画像．下顎頭の頭頂部は凹凸を認め，皮質骨は一部消失している．T1強調画像にて下顎頭の上部における脂肪信号は消失し，下顎頭の変形を表す．b：T2強調画像．下顎頭の上部における脂肪信号が消失している領域に一致して，T2強調画像では高信号を示し，浮腫の状態を認める．

筋神経，深側頭神経の枝が関節包に存在し，滑膜のヒダには終末蕾が存在してproprioceptorとして作用しています．

関節円板には神経が存在しないという説（Sicher[3]，Schwartz[4]）と円板付着部より入り中央部で遊離終末となるという説（Bernick[5]）があります．

II 顎関節疾患と画像診断

　顎関節にかかわる疾患については歯科医師が取り扱うもので，検診業務でも評価する必要があります．図10-10に，日本顎関節学会の「顎関節・咀嚼筋の疾患あるいは障害」を示します[6]．

　顎関節疾患の疾患あるいは障害は，先天異常・発育異常，外傷，炎症，腫瘍および腫瘍類似疾患，顎関節強直症などに分けられます．咀嚼筋の疾患あるいは障害は，筋萎縮，筋肥大，筋炎，線維性筋拘縮，腫瘍，咀嚼筋腱・腱膜過形成症に分けられます．顎関節症の病態分類については，図10-11を参照してください[6]．全身疾患に起因する顎関節・咀嚼筋の疾患あるいは障害は，関節リウマチなどの自己免疫疾患と痛風などの代謝性疾患に分けられます．

　顎関節疾患の軟組織を評価するにはMRを用いるほうが有効な場合が多く，その大きな理由は，顎関節症の診断において必要な関節円板（図10-9参照）やjoint effusion（図10-12a, b）の状態が描画されること，関節結節や下顎頭の形態および内部信号を評価

Chapter 10 CT(MR)の顎関節症への臨床応用

■ 下顎頭の骨壊死
a|b

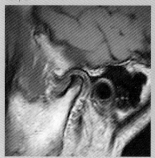
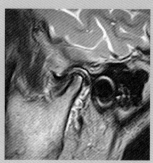

図10-15a, b　a, b：下顎頭の骨壊死を示す患者の顎関節MR画像．a：T1強調画像．下顎頭の頭頂部は凹凸を認め，皮質骨は一部消失している．下顎頭の上部における脂肪信号は消失している．下顎頭の変形を表している．b：T2強調画像．下顎頭の上部における脂肪信号が消失している領域に一致して，低信号を示す．骨壊死の状態である．

■ 第一，第二鰓弓症候群
a|b

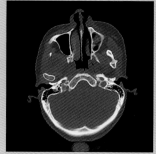
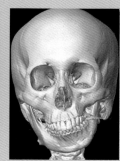

図10-16a, b　第一，第二鰓弓症候群の下顎頭のCT画像およびその三次元像画像．a：下顎頭レベルのCTのaxial像．左側下顎骨は右側に比べて狭小化して，変形している．下顎頭，関節結節および下顎窩はほぼ認められず，顎関節の形態を示していない．外耳道，外耳孔の形態も変形および消失している．b：CTの三次元画像．下顎骨は左方に偏位している．下顎頭，関節結節および下顎窩は変形し，顎関節形態ははっきりしない．外耳孔の形態も変形している．

■ 骨片の偏位
a|b|c

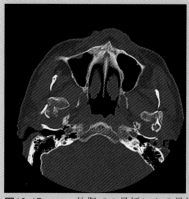
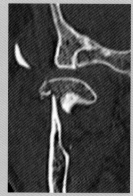
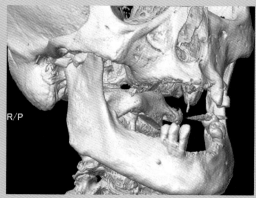

図10-17a〜c　外傷での骨折による骨片偏位を示すCT画像およびその三次元画像．a：下顎頭レベルのCTのaxial像．両側下顎頭は骨折し，小骨片は前下内方に偏位している．また両側関節突起には前後方向にも骨折線を認める．b：右側顎関節レベルCTのcoronal像．右側下顎頭は骨折し，前下内方に偏位している．さらに右側下顎頭には前後方向に骨折線を認める．c：CTの三次元画像．左側下顎頭は変形し，小骨片は前下内方に偏位している．

することも可能なことなどが挙げられます．ただし，硬組織の形態や骨変化に関しては，MDCTや歯科用CBCTのほうが詳細にかつ三次元的に評価することができ，とくに骨変化をきたす疾患には非常に有効です．具体的には，下顎頭の変形，浮腫，骨壊死などが挙げられます（図10-13〜16a, b）．

1．外傷

歯科用CBCTは外傷における骨折の有無を評価するうえで非常に有効です．骨折の存在を示唆する画像所見には骨折線の有無，解剖学的アウトラインの変化，皮質骨のギャップが挙げられます．また同時に，骨片の偏位を三次元的に評価できます（図10-17a〜c）．ただし，外傷に伴う周囲軟組織の炎症性変化を捉える場合は歯科用CBCTでは難しく，MDCTを応

■化膿性顎関節炎

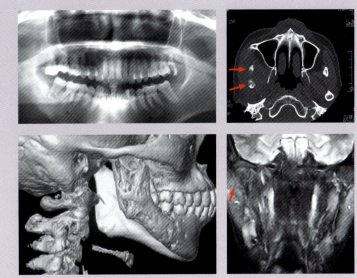

図10-18a〜d　化膿性顎関節炎における骨組織の破壊，粗造化および硬化性変化を示すCT画像とMR画像．a：パノラマエックス線画像．右側下顎骨は半側にわたり骨の粗造化，硬化性変化および変形を示している．右側下顎頭は右側関節結節を越え前方に偏位し，右側下顎窩との間で関節形成をしていない．b：下顎頭レベルのCTのaxial像．右側下顎頭および右側筋突起は変形し，右側下顎頭は前方に偏位している．c：CTの三次元画像．右側下顎骨は粗造化および変形している．右側下顎頭は右側関節結節を越え前方に偏位し，右側下顎窩との間で関節形成をしていない．d：下顎頭レベルのT2強調画像．右側下顎頭は信号変化している．さらに右側下顎頭周囲の軟組織もびまん性に信号が上昇している．慢性骨髄炎とその骨外波及による変化である．

■滑膜性軟骨腫

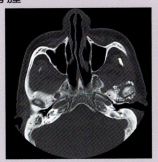 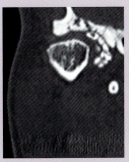 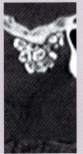 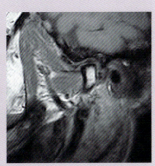

図10-19a〜d　滑膜性軟骨腫のCT画像およびMR画像．a：下顎頭レベルのCTのaxial像．左側下顎頭に明らかな異常はないが，左側下顎頭を取り囲むように多数の石灰化を示す小結節を認める．これは滑膜性軟骨腫に見られる小石灰化物である．b：顎関節レベルのCTのcoronal像．左側下顎頭に明らかな異常はないが，左側下顎頭の内側に多数の石灰化を示す小結節を認める．これは滑膜性軟骨腫に見られる小石灰化物である．さらに小結節の周囲に見られる左側関節結節および左側下顎窩には硬化性変化を示す慢性の炎症性変化を認める．c：顎関節レベルのCTのsagittal像．左側関節結節および左側下顎窩の内側に多数の石灰化を示す小結節を認める．これは滑膜性軟骨腫に見られる小石灰化物である．さらに左側関節結節および左側下顎窩には硬化性変化を示す慢性の炎症性変化を認める．d：MR画像．顎関節のT1強調画像．左側下顎頭周囲に無数のvoid信号を認める．これは滑膜性軟骨腫に見られる小石灰化物である．

用しなければなりません．

2．炎症

化膿性顎関節炎や外傷性顎関節炎における骨組織の破壊，粗造化および硬化性変化のような骨変化に対する評価にも歯科用CBCTは有効です．もちろん，MDCTであれば周囲軟組織の炎症性変化も検出可能です．ただし，その感度に関してはMRのほうが有効なことが多いと思われます（図10-18a〜d）[7]．

Chapter 10 CT(MR)の顎関節症への臨床応用

■骨軟骨腫

a | b

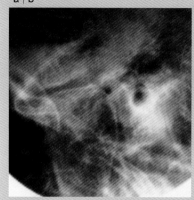
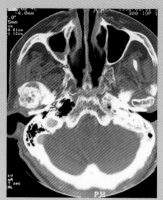

図10-20a, b　骨軟骨腫のCT画像．a：側斜位経頭蓋撮影法．右側下顎頭は類円形を呈し変形を示しているが，下顎頭内部の透過性および皮質骨には形態以外の明らかな異常は認められない．b：下顎頭レベルのCTのaxial像．右側下顎頭は類円形の腫瘤様形態を示しているが，右側下顎頭の骨梁内部および皮質骨には明らかな異常はない．骨軟骨腫の存在を表している（参考文献8より許可を得て転載）．

■線維性と骨性顎関節強直症

a | b

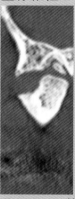
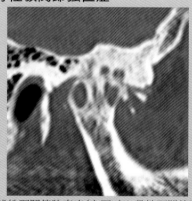

図10-21a, b　線維性顎関節強直症（左図a）と骨性顎関節強直症のCT画像．a：左側顎関節レベルのCTのsagittal像．左側下顎頭は頭頂部が扁平化し，内部の骨梁は硬化性変化している．左側下顎窩は狭小化，左側関節結節は扁平化している．狭小化した左側下顎窩と変形した左側下顎頭との間には石灰化を示す小片を認める．これは線維性顎関節強直症の状態である．b：右側顎関節レベルのCTのsagittal像．右側下顎頭と右側下顎窩は骨様組織により連続している．右側下顎頭と右側下顎窩は一体化している．これは骨性顎関節強直症の状態である．その周囲には骨の変形や癒合の影響で周囲にはじき出された小骨片や石灰化物を認める．

3．腫瘍および腫瘍類似疾患

　腫瘍および腫瘍類似疾患に関して，最も発症頻度の高い滑膜性軟骨腫と2番目に多い骨軟骨腫に対する診断にMDCTや歯科用CBCTは有効です．

　滑膜性軟骨腫は，滑膜に多発結節影を持つ軟骨性腫瘍です．滑膜から離れた石灰化物を形成するため，MDCTや歯科用CBCTで検出可能となります（図10-19a〜d）．しかし，歯科用CBCTでは腫瘍本体である軟組織様腫瘤は描出できないため，MDCTの適用となります．

　骨軟骨腫は，正常骨の骨皮質と連続して骨外に膨隆する腫瘍として認められます．多くの症例では，下顎頭が腫瘤様に肥大し，内部には海綿骨とそれを取り囲む皮質骨が認められます（図10-20a, b）[8]．

　これら2つの好発腫瘍以外にも顎関節部には，多くの腫瘍が認められることがあります．腫瘍性病変

■代表的な顎関節症Ⅳ型
a|b|c|d

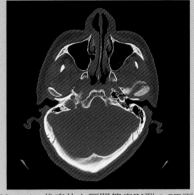
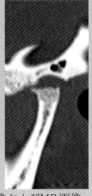
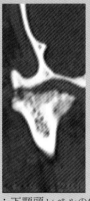
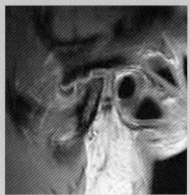

図10-22a〜d　代表的な顎関節症Ⅳ型のCT画像およびMR画像．a：下顎頭レベルのCTのaxial像．左側下顎頭の骨梁は硬化性変化している．b：左側顎関節レベルのCTのsagittal像．左側下顎頭および左側関節結節は扁平化している．左側下顎頭の頭頂部は凹凸を示し，皮質骨は消失している．さらに左側下顎頭の内部骨梁は硬化性変化している．c：左側顎関節レベルのCTのcoronal像．左側下顎頭は扁平化している．左側下顎頭の頭頂部は凹凸を示し，皮質骨は消失している．さらに左側下顎頭の内部骨梁の硬化性変化を認める．d：MR画像．左側顎関節レベルのT1強調画像．左側下顎頭は全域にわたり脂肪信号が消失し，扁平化している．左側下顎頭の頭頂部は凹凸を示し，皮質骨は消失している．

■骨棘を認める顎関節症Ⅳ型
a|b|c

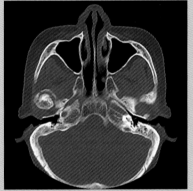
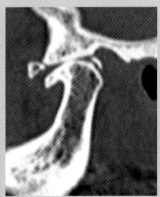
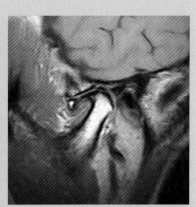

図10-23a〜c　骨棘を認める顎関節症Ⅳ型のCT画像およびMR画像．a：下顎頭レベルのCTのaxial像．右側下顎頭の骨梁は硬化性変化している．b：右側顎関節レベルのCTのsagittal像．右側下顎頭の前方部に石灰化を示す構造物が突起状に連続しているため骨棘の存在を認める．c：MR画像．右側顎関節レベルのT1強調画像．右側下顎頭の信号からは全体的に明らかな異常を認めない．右側下顎頭の前方でCT画像上において石灰化物を表す突起物に一致してvoid信号を認める．これは骨棘を示す信号である．

の場合，歯科用CBCT上で病変を把握することは難しいためMDCTやMRを用いるべきです．あくまで歯科用CBCTは骨への侵襲が存在した場合のみ，その存在を判断できるからです．

4．顎関節強直症

顎関節強直症は，線維性と骨性のものとに分類されます（図10-21a, b）．画像上では，下顎骨と下顎窩の癒着や顎関節周囲靱帯の石灰化が認められます．臨床的には開口障害が生じます．小児期の外傷や放射線照射などが原因であることが多いため，下顎頭の形態は不明瞭化を示します．また下顎頭と下顎窩および関節結節の間に存在する関節腔は消失します．

5．顎関節症

顎関節症Ⅰ型およびⅡ型は画像上で鑑別することはできません．逆に言うと，画像上には描出できないが臨床的には顎関節症が疑われる場合に，Ⅰ型

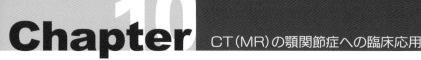

Chapter 10 CT（MR）の顎関節症への臨床応用

■骨破壊や変形

a | b | c

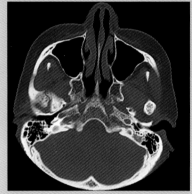
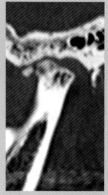
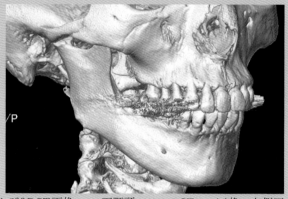

図10-24a〜c　関節リウマチによる骨破壊や変形を示すCT画像および3DCT画像．a：下顎頭レベルのCTのaxial像．左側下顎頭は変形し，内部の骨梁は硬化性変化している．b：右側顎関節レベルのsagittal像．左側下顎頭は扁平化し，頭頂部は凹凸を示している．頭頂部の皮質骨は消失し，内部の骨梁は硬化性変化している．前方部には小骨片を認める．c：CTの三次元画像．左側下顎頭は変形している．

やⅡ型と診断することになります．顎関節症Ⅲ型の診断にはMRを使用することが適切です．

一方，MDCTや歯科用CBCTでは顎関節円板の形態および位置異常を鑑別診断することは困難です．顎関節症の中でMDCTや歯科用CBCTによる診断が可能なものはⅣ型です．顎関節症Ⅳ型は，変形性関節症とは異なり，単関節症で顎関節症の診断基準を満たすものです．代表的な，Ⅳ型の画像は下顎頭の頂部皮質骨が菲薄化，平坦化が認められ，さらに，同部が凹凸を示し，機械的刺激に対する骨の破壊を示唆します（図10-22a〜d）．

別のタイプとしては，下顎頭の前方部に凸状の突起物（骨棘）が形成されます（図10-23a〜c）．この骨棘が破折して，前方に遊離することもありますが，このような症例では前述した滑膜性軟骨腫の石灰化物と判断できないこともあるため，腫瘍の存在をMDCTやMRで評価する必要があります．

6．代謝性疾患

関節リウマチによる骨破壊や変形に対しても，MDCTや歯科用CBCTは非常に有効です．とくに，形態の変化を三次元的に描出する場合には，大きな力を発揮します（図10-24a〜c）．

参考文献

1．上條雍彦．口腔解剖学2　筋学．東京：アナトーム社．1966；付10-付25．
2．鱒見進一．顎関節症の診かた，治しかた．東京：医学情報社．2002；18-22．
3．Sicher H. Functional anatomy of the temporomandibular articulation. 1951；Aust J Dent. 55：73-85．
4．Schwartz L.Clinical anatomy and physiology of the temporomandibular joint. 1964；Br J Oral Surg. 2：20-27．
5．Bernick, S. The vascular and nerve supply of the temporomandibular joint of the rat. 1962；J Oral Maxillofac Surg Med Pathol. 15：488-501．
6．一般社団法人　日本顎関節学会編．新編　顎関節症　改訂版．京都：永末書店．2018；2-4．
7．Kito S, Hirashima S, Yoshioka I, Habu M, Kodama M, Kokuryo S, et al. 2010；Open Dent J. 29（4）：29-32．
8．森本泰宏，田中達朗，広松辰巳，飯沼壽孝，大庭　健．画像診断により下顎骨関節突起の骨軟骨腫を疑った1症例とその文献的考察．1999；日口診誌．12（1）：135-139．

Chapter

CTの口腔外科領域への臨床応用

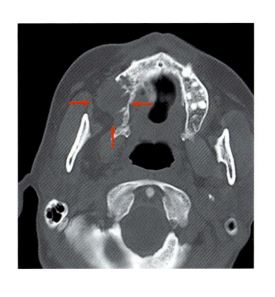

Chapter 11 CTの口腔外科領域への臨床応用

I 口腔外科領域における画像診断の利点

口腔外科領域におけるCT画像の読像は，術前診断，術式への活用および術後診断と多岐にわたって有用です．とくに標的部位と隣接構造との立体的状態の把握に有用で，合併症出現のリスク判断に重要な役割を果たします．また，デンタルエックス線画像やパノラマエックス線画像では診断できない病変を確認できる場合もあります．

本稿では口腔外科疾患領域における術前診断への応用を，続いて術式および術後診断における有用性などについて，代表的な症例を提示して解説します．

II 術前診断への応用

1. 解剖学的構造の精査によるリスク判断
a. 下顎智歯の抜歯における下顎管走行の確認

口腔外科領域においてCT画像による診断が最も有用で多用される処置の1つとして下顎智歯の抜歯が挙げられます．下顎智歯の抜歯において重要なのは，歯根と下歯槽神経血管束（下顎管）との関連精査であり，下歯槽神経血管束の損傷による三叉神経第Ⅲ枝領域の術後知覚異常出現に対するリスク判断であると考えられます．

パノラマエックス線画像でもある程度の把握は可能ですが，CT画像の所見を加えることで，術後知覚異常出現のリスクをより正確に判断することができます．

また下顎智歯歯根が下歯槽神経血管束に接触している場合は，処置時の疼痛コントロールが不良で，伝達麻酔を併用したとしても局所麻酔単独下処置が困難となる症例もあります．したがって，CT画像の所見から下顎管との接触状態を確認することで，局所麻酔下での処置の可否判断にも活用できます．

図11-1a～eはパノラマエックス線画像による下顎智歯歯根と下顎管の接触が疑われる所見として代表的な症例です．これらの症例に対してCT画像の撮像を行い，下顎智歯歯根と下顎管の位置を評価します．具体的には，下顎智歯歯根の圧排による下顎管の変形および管壁構造の消失を確認します．その理由は，これらの所見が術後知覚異常の出現と関係している可能性があるからです．表11-1に術後知覚異常の出現率を示します．

■パノラマエックス線画像による下顎智歯歯根と下顎管の接触

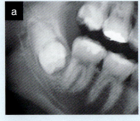
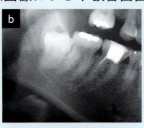
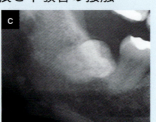
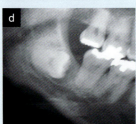
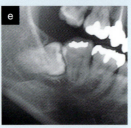

図11-1a～e　パノラマエックス線画像における下顎智歯歯根と下顎管の接触を疑う代表像．a：智歯歯根と下顎管が並走．b：智歯歯根と下顎管が交叉．c：智歯歯根と下顎管との境界が不明瞭．d：智歯歯根によって下顎管が弯曲．e：智歯歯根膜腔が消失．

表11-1　CT画像による下顎管の状態と知覚異常の出現率

CT画像による下顎管の評価		症例数		知覚異常出現率	
①管壁構造が維持	a. 舌側に存在	51	25	2 (3.9%)	2 (8.0%)
	b. 頰側に存在		26		0
②管壁構造が一部消失	a. 舌側に存在	53	31	2 (3.8%)	2 (6.5%)
	b. 頰側に存在		22		0
③管壁構造が一部消失し，変形	a. 舌側に存在	50	27	4 (8.0%)	3 (11.1%)
	b. 頰側に存在		23		1 (4.3%)
合計		154		8 (5.2%)	

■下顎管の異常
a | b | c

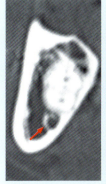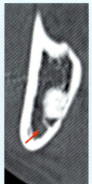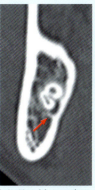

図11-2 a～c　CT画像における知覚異常出現に対する高リスク像．a：下顎管壁構造が維持されている．b：下顎管壁構造が一部消失している．c：下顎管壁構造が一部消失し，変形している．下顎管は舌側に存在．

■下顎深部水平埋伏智歯の知覚異常
a | b

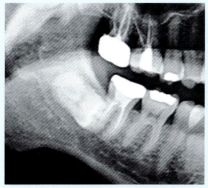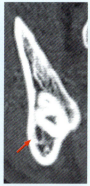

図11-3 a, b　下顎深部水平埋伏智歯の代表例．CT画像からでも下顎管との関連が認められないが，知覚異常出現のリスクは高い．

　この調査結果から最も術後知覚異常出現リスクの高かったものは，①下顎管が智歯歯根の舌側にあり，②下顎管壁構造が失われ，かつ③下顎骨舌側皮質骨と智歯歯根によって変形しているものでした（図11-2 a～c）．また，CT画像からは下顎管の変形や管壁構造の変化が認められないものの，術後知覚異常出現率が高かったものとしては，深部水平埋伏智歯であったことが注目されます（図11-3 a, b）．このような症例では視野が狭く，抜歯操作が困難で必要以上に周囲組織へのダメージが加わった可能性が原因として考えられます．

　下顎埋伏智歯の抜歯において局所麻酔で処置を始めたものの，疼痛コントロールが不良で抜歯中止となった症例も経験することがあります．このような症例に対してCT画像の所見を検討したところ，下顎管壁構造の消失が最も関連することが示唆されました（図11-4 a～d）．

　以上のことから下顎智歯歯根と下顎管の立体的位置関係の把握においてCT画像は有用であり，術後知覚異常出現などのリスク判断に活用できることがわかります．とくに下顎管が下顎智歯歯根の舌側に存在し，歯根の圧排による変形および管壁構造の消

Chapter 11 CTの口腔外科領域への臨床応用

■抜歯が中止となった症例

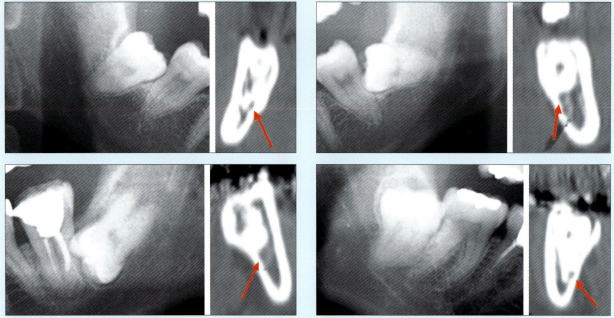

図11-4 a～d　局所麻酔下で疼痛コントロール不良となり抜歯中止となった代表的症例．下顎管壁構造の消失が関連している可能性がある．a：class I・垂直位埋伏（筆者の22症例中3例・13.6％）．b：class II・近心傾斜埋伏（同43症例中2例・4.6％）．c：class III・水平埋伏（同20症例中4例・20％）．d：class III・遠心傾斜埋伏（同13症例中2例・15％）．

■上顎智歯の抜歯術

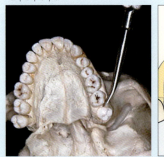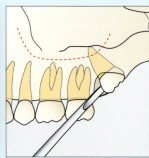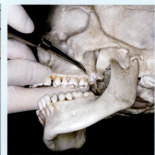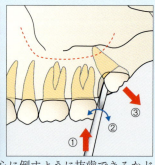

図11-5 a～d　上顎智歯の抜歯．近心頬側隅角にアプローチが可能か，またヘーベルにて遠心に倒すように抜歯できるかどうかの判断が重要である．

失が認められる症例は，術後知覚異常出現のリスクが高く，抜歯の適応を慎重に判断する必要があることがわかります．

また管壁構造の消失は，疼痛コントロールにも関連があり，局所麻酔単独での処置は，術中疼痛のため抜歯を中止せざるを得ない場合があることを念頭に，鎮静法の併用や全身麻酔下処置を検討する必要があるでしょう．

b．上顎智歯の抜歯における上顎洞との位置関係の確認

上顎智歯の抜歯においては，CT画像が必要となる症例は少ないと思われますが，深部埋伏している症例などは，智歯の埋伏位置や上顎洞との関連の精査に有用となります．とくに智歯歯冠の方向や上顎第二大臼歯との位置関係および上顎智歯遠心部，上顎結節スペースの大きさなどが抜歯の可否について

■上顎智歯と上顎洞との位置関係の確認

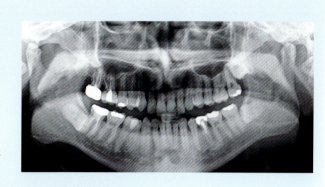

図11-6a 上顎左側智歯の歯根の形態が不明瞭で上顎洞とも近接が疑われる.

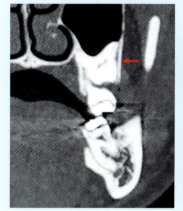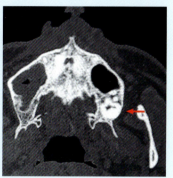

図11-6b CT画像のcoronal像. この所見からは頬側根と口蓋根が離開し, 口蓋根は上顎洞内へ突出していた.
図11-6c CT画像のaxial像. 上顎左側智歯の頬側根が第二大臼歯根に干渉している. 智歯遠心部の上顎結節スペースもほとんどない.

診断のうえで重要となります(図11-5a～d).

図11-6aは上顎左側埋伏智歯の抜歯を行う症例のパノラマエックス線画像です. 上顎左側埋伏智歯の歯根の形態は根の数を含めてはっきりしません. また上顎洞との位置関係では歯根の近接がありそうです. 埋伏状態ではあるものの, 一見問題なく抜歯できると思われる症例ですが, CT画像を撮像してみたところ, 歯根は上顎洞に突出しており, かつ口蓋根と頬側根が離開していました(図11-6b).

このことから抜歯後は上顎洞と抜歯窩の交通が予想されます. 歯根離開があることから, 無理な力で抜歯した場合, 歯根破折の可能性や破折歯根の上顎洞迷入などが起こりやすい可能性も考えておく必要があります. さらに抜歯時に中隔ごと脱落して, 大きな上顎洞瘻孔が生じる可能性が考えられました.

また頬側根の一部は上顎左側第二大臼歯の歯根間に入り込んでいる状態であることも確認されました(図11-6c). 抜歯時に隣在歯の失活や動揺が起きるなどの偶発症が生じる可能性も予想されます. 上顎左側智歯の遠心面と翼状突起外側板までの距離も短く, 上顎結節がほとんどないことも確認できました(図11-6c).

通常, 上顎埋伏智歯の抜歯においては, 歯冠周囲の歯槽骨を削除して, 近心頬側隅角部にヘーベルを挿入し, 遠心に倒すように脱臼する操作が必要となります. 上顎智歯遠心に上顎結節などのスペースがない場合は, 遠心に倒しながら脱臼する操作が難しくなります.

これらのことからかなりの難抜歯が予想される症例であることが, CT画像からの診断によって示されました. パノラマエックス線画像からでは歯根がはっきりしない症例や, 埋伏状態の把握に不安が残る症例においては, 積極的にCT画像による精査が必要であると考えられます.

2. 臨床症状の原因精査と状態の把握

臨床症状の原因がデンタルエックス画像やパノラマエックス画像から確認できない症例や, 臨床症状

Chapter 11 CTの口腔外科領域への臨床応用

■ デンタルエックス線画像やパノラマエックス線画像からでは病変が見つからなかった症例

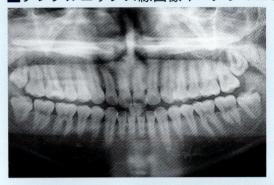

図11-7a　パノラマエックス線画像．原因不明の上顎右側第一大臼歯を自発痛のため抜髄されたが，症状は治まらず，明らかな原因はわからなかった．

b | c

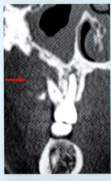
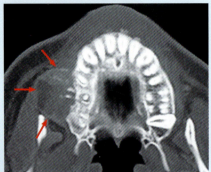

図11-7b, c　CT画像から上顎右側臼歯部頬側に腫瘍の存在が確認できた．一部は歯槽骨を破壊していた．
b：coronal像．c：axial像．

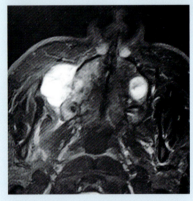

図11-7d　MR（T2強調）画像からは同腫瘍性病変をはっきりと確認できた．

と両画像の所見が乖離している場合は，CT画像による追加精査が有用となる場合があります．

a. デンタルエックス線画像やパノラマエックス線画像からでは病変が見当たらない場合

図11-7aは上顎右側第一大臼歯部の自発痛を主訴に来院した患者の症例ですが，当初パノラマエックス線およびデンタルエックス線画像からは，う蝕や根尖病変なども認められず，周囲歯槽骨や上顎洞病変も認められませんでした．

打診痛も当該歯に限局していたことから原因不明の歯髄炎と診断され，抜髄処置がなされましたが，自発痛が改善せず，CT画像の撮像を行ったところ上顎右側第一大臼歯の頬側に歯槽骨吸収を伴う腫瘍性病変が認められました（図11-7b, c）．同腫瘍はMRでも確認され（図11-7d），生検を行ったところ歯原性良性腫瘍との診断でした．

自発痛の原因は，上顎右側第一大臼歯の頬側歯槽骨に発生した腫瘍が根尖部に拡大したことで，生じていた可能性が考えられました．このように臨床症状の原因となる所見がデンタルエックス線画像やパノラマエックス線画像からでは確認できない場合な

■ デンタルエックス線画像やパノラマエックス線画像からでは病状を説明できなかった症例

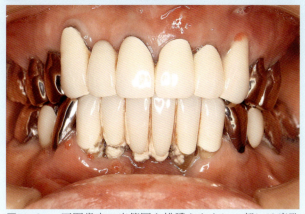

図11-8a 下顎歯肉の広範囲な排膿とともに一部には瘻孔も認められた．

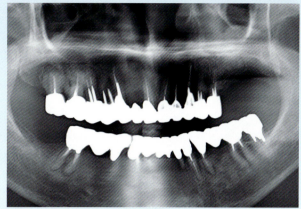

図11-8b パノラマエックス線画像から多数歯に根尖性歯周炎と歯槽骨の水平性吸収を認めたため，これらが症状の原因と考えられた．

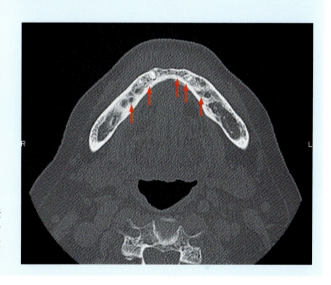

図11-8c BP製剤注射の既往があることから，骨状態精査目的でCT画像のaxial像を撮像したところ骨髄にびまん性骨硬化像と多数のパンチアウト像を認めたため，骨壊死が示唆された．

どにCT画像が有用となる場合があります．

b．デンタルエックス線画像やパノラマエックス線画像からでは病状を説明できない場合

図11-8aは下顎歯肉からの排膿が主訴で来院した患者の症例です．パノラマエックス線画像からは，多数の根尖性歯周炎が認められました．また歯周病も進行していることから，これらが排膿の原因と考えられました（図11-8b）．しかし，前立腺がんの既往があり，ビスフォスフォネート（BP）製剤の注射による加療中とのことであったため，骨壊死の有無を調べるためにCT画像の撮像を行いました．

その結果，CT画像のaxial像から歯槽骨にびまん性の骨硬化像とパンチアウト像を認め，BP製剤による骨壊死が生じている可能性が示唆されました（図11-8c）．

デンタルエックス線画像やパノラマエックス線画像からでは骨髄構造の詳細は診断できないため，CT画像による立体的診断により骨髄病変が明らかとなった症例です．

このように，臨床症状を反映するような所見がデンタルエックス線画像やパノラマエックス線画像から確認できない場合にも，CT画像が有用となる場合があります．

Chapter 11 CTの口腔外科領域への臨床応用

■ CT画像所見から術前に癒着が確認できた症例

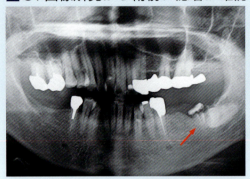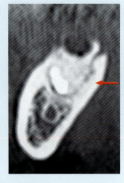

a | b

図11-9a　パノラマエックス線画像からは下顎左側第二大臼歯の歯根周囲にびまん性骨硬化像を認めた．
図11-9b　CT画像のcoronal像からは下顎左側第二大臼歯の舌側歯根膜腔の不連続と根の粗造が確認され，癒着が疑われた．

■ CT画像所見から術前に埋伏過剰歯の位置が確認できた症例

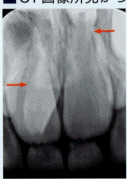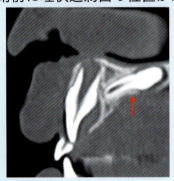

a | b

図11-10a　上顎右側中切歯部に順生埋伏過剰歯および上顎左側中切歯根尖に逆性過剰埋伏歯を認めた．
図11-10b　上顎左側埋伏過剰歯のCT画像のsagittal像．埋伏過剰歯が口蓋側歯槽骨から口蓋骨にかけて水平に埋伏していた．

III　術式への活用

1．難抜歯術における活用

　歯槽骨削除や歯根分割などを必要とする難抜歯においては，デンタルエックス線画像により歯根膜腔の状態や歯根肥大，歯根弯曲を確認することが重要です．ただし，舌側または頬側の立体的状態の把握は困難です．術前のCT画像においてこれらを把握しておくことで，予想外の癒着や歯根の弯曲症例への遭遇を予防できます．

　図11-9aは下顎左側第二大臼歯および下顎左側水平埋伏智歯の抜歯症例のパノラマエックス線画像ですが，CT画像にて確認したところ，第二大臼歯歯根が舌側皮質骨へ強度に癒着している所見が確認できました（図11-9b）．

　下顎臼歯歯根の舌側皮質骨への癒着は，術中視野が確保しにくいため，慎重に癒着を削合しながら摘出する必要があり，この処置は術者にとって大きな負担となります．また，予想に反して手術時間を延長することになった場合，術中に焦りを感じながらの処置を行うことにもなりかねません．術前に歯根の癒着の程度と場所を把握しておけば，骨削除部位やその量などを事前に把握でき，手術時間も長くかかるということも予測できます．

2．埋伏歯における活用
a．埋伏過剰歯の抜歯術

　CT画像による埋伏過剰歯の位置把握は重要で，術式を決定するための手助けとなります．図11-10aに上顎過剰埋伏歯のデンタルエックス線画像を示します．上顎前歯部に1本は順生，およびもう1本は逆性に過剰歯が存在しています．

　通常，図11-10aのデンタルエックス線画像からは，上顎中切歯の口蓋側で切歯の歯頸部に順生の埋伏過剰歯が，少し低位ではありますが，切歯の根尖部に逆性でもう1本が存在していると判断されます．し

■CT画像所見から術前に嚢胞が確認できた症例

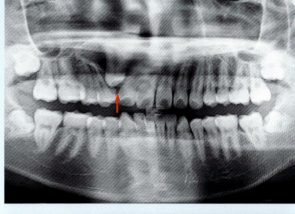

図11-11a　パノラマエックス線画像における上顎右側犬歯の埋伏画像．嚢胞の存在は明らかではない．

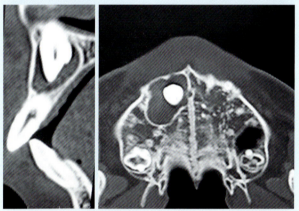

図11-11b, c　CT画像のからは上顎右側埋伏犬歯口蓋側に進展した嚢胞を認めた．b：sagittal像．c：axial像．

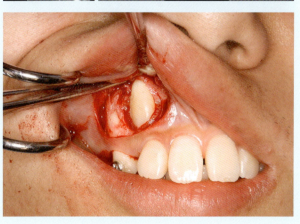

図11-11d　開窓時の口腔内所見．口蓋側に進展した嚢胞も開窓腔に含めるために広範囲の切開を行った．

かし，CT画像を確認するとsagittal像から逆性の過剰歯はかなり口蓋側寄りに口蓋骨に沿って存在していることがわかりました（図11-10b）．

したがって術式は，切歯管の切断を併用した口蓋側の大きな粘膜骨膜弁の展開が必要となり，術後は口腔内装置による創部の圧迫保護が必要であることが予想できました．

b．埋伏歯の開窓術

埋伏歯の開窓術においての成功のポイントは，いかにして開創状態を維持できるかによります．それには術前の埋伏歯の位置判断が重要です．また埋伏歯が嚢胞を伴っている場合（含歯性嚢胞）もしばしば認められます．

Chapter 11 CTの口腔外科領域への臨床応用

■ CT画像所見から術前に骨削除の範囲が確認できた症例

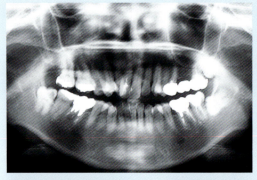
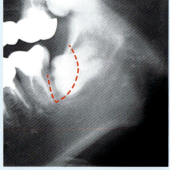

図11-12a, b　パノラマエックス線画像からでは点線のような骨削除が必要と予想した．

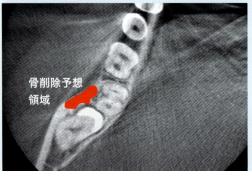
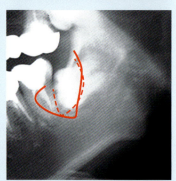

図11-12c, d　CT画像から考えられる歯槽骨削除範囲をパノラマエックス線画像に反映すると赤い線のような骨削除が必要と考えられた．

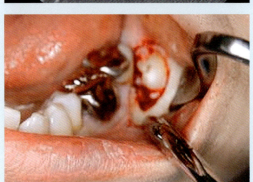
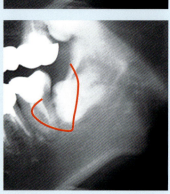

図11-12e, f　実際の術中骨削除の範囲．

　図11-11aは上顎右側犬歯の埋伏歯症例のパノラマエックス線画像ですが，CT画像からの所見からは，埋伏歯は歯冠が頬側にあり，口蓋側に大きな囊胞を伴っていることがわかりました（図11-11b, c）．そのため，開窓術では歯冠だけではなく，囊胞まで含めた大きな開創腔が必要となりました（図11-11d）．

c．埋伏智歯の抜歯術

　埋伏智歯の抜歯術においての重要ポイントは，埋伏智歯歯冠の近心頬側隅角を明示することにあります．埋伏智歯歯冠の近心頬側隅角は脱臼操作におけ

る起点であり，この部位の明示が曖昧だと抜歯が困難になります．埋伏智歯歯冠の近心頬側隅角を明示するためには，歯冠周囲歯槽骨の削除部位とその量の把握が重要であり，この判断にCT画像が有用となります．

　図11-12a, bのような症例では，歯冠の近心頬側隅角を明示するために，CT画像を用い，その所見から図11-12c, dに示したような骨削除が必要となります．実際の所見では図11-12e, fのように下顎右側埋伏智歯の歯冠が明示されました．

■CT画像所見から術前に唇側および口蓋側の病変が確認できた2つの症例

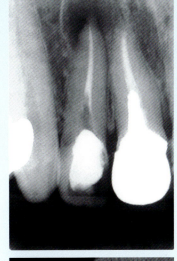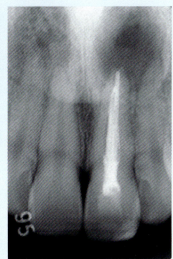

図11-13a, b　根尖病変を示す2つの症例のデンタルエックス線画像．病変の部位に大きな変化はないように思われた．

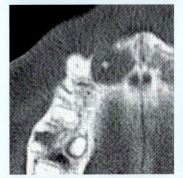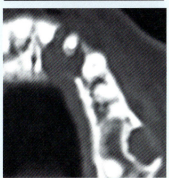

図11-13c, d　CT画像に示された病変の範囲．cの症例では口蓋側に病変が存在する．

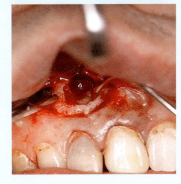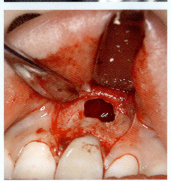

図11-13e, f　2つの症例の術式．口蓋側に病変が存在する場合，視野を確保するためにより広い範囲での骨削除が必要となる．

3．歯根端切除術

　歯根端切除術における病変の位置を三次元的に把握することは，切開線の設定を考えるうえで重要となります．とくに病変が頬側（唇側）か口蓋側（舌側）にあるかで切開線の設定が変わる場合があります．図11-13a, bに2つの症例のデンタルエックス線画像を示しますが，両症例とも根尖部透過性病変は，同じ位置にあるように見えます．ところが，CT画像のaxial像からの所見を比較すると，一方は唇側にもう片方は口蓋側寄りに病変が存在することがわかります（図11-13c, d）．

　口蓋側寄りに病変が存在すると，病変へのアプローチのためにより多くの歯槽骨削除が必要となるため，より広い範囲での粘膜骨膜の展開が必要です（図11-13e, f）．

Chapter 11 CTの口腔外科領域への臨床応用

■CT画像所見から術後に病変の残存が確認できた症例

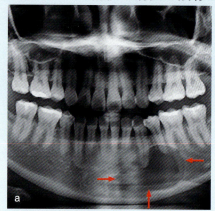
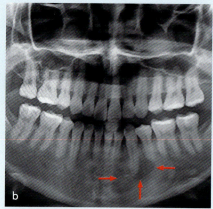

図11-14a, b　a：下顎左側犬歯部に大きな透過性病変が存在した．b：開窓後は病変の大幅な縮小が確認できた．

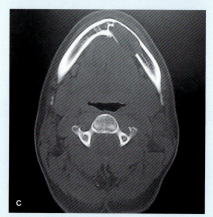
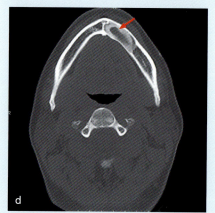

図11-14c, d　c：開窓前のCT画像．d：開窓後のCT画像．大部分は骨性治癒による病変の縮小を認めるが，近心部に病変の残存が認められた．

IV 術後診断への応用

1．骨性治癒診断（嚢胞開創後）

嚢胞開創後の治癒の判断は，デンタルエックス線画像やパノラマエックス線画像からでも可能ですが，嚢胞が大きい場合は，必ずしも一律に病変が縮小するとは限らず，部分的に残存してしまう危険性があります．

図11-14a, bに示した症例は下顎左側犬歯部に生じた嚢胞性病変ですが，開窓術を施行後のパノラマエックス線画像からは，骨性治癒によりかなりの病変の縮小が認められます．しかし図11-14c, dに示したCT画像のaxial像の所見を比較すると，病変の前歯部で残存があることが確認できます．本症例は，後日，残存部位を含めた再開窓が必要となりました．

2．腫瘍切除後の再発診断

顎骨腫瘍切除後の経過観察は，デンタルエックス線画像やパノラマエックス線画像で定期的に行うことが多いと思われますが，再発性の比較的強い症例では，経過観察においてもCT画像による判断を推奨したい症例もあります．

図11-15a, bは上顎右側の歯原性粘液腫という比較的稀な顎骨に発生する良性腫瘍の切除直後と術後2年のパノラマエックス線画像です．

これらの画像からは一見，再発などは認められ

■CT画像所見から術後に腫瘍の再発が確認できた症例

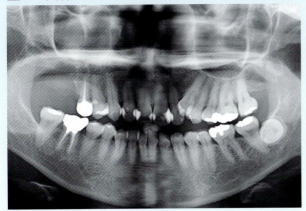
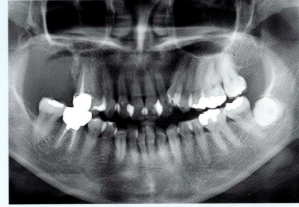

図11-15a, b　a：上顎右側の腫瘍切除直後のパノラマエックス線画像．b：術後2年のパノラマエックス線画像．両画像を比較しても明らかな再発所見は確認できなかった．

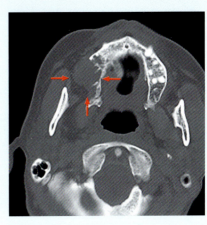

図11-15c　CT画像からは上顎右側臼歯部に腫瘍の再発と周囲骨の吸収像が確認できた．

ないように思われますが，CT画像にて精査を行うと，図11-15cのように再発が疑わる所見を認めます．このように再発性の強い病変の場合は，デンタルエックス線画像やパノラマエックス線画像からは問題がないように考えられても，定期的なCT画像による精査を検討する必要があります．

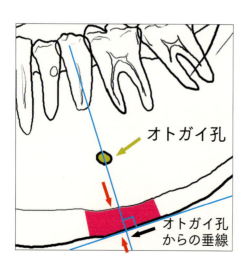

Chapter

本書の理解度確認テスト
―歯科用CBCT・CTの基本知識と読像法の復習―

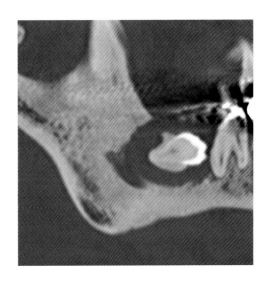

Chapter

本書の理解度確認テスト─歯科用CBCT・CTの基本知識と読像法の復習─

【問題】

【問題1】
自然放射線の全世界平均における1人あたりの被ばく量は次のうちどれか．1つ選べ．

a：0.024mSv

b：0.24mSv

c：2.4mSv

d：24mSv

e：240mSv

【問題2】
小照射野と大照射野の歯科用CBCTの被ばく量は次のうちそれぞれどれか．1つずつ選べ．

a：0.001mSv

b：0.034mSv

c：0.131mSv

d：1.2mSv

e：12mSv

【問題3】
放射線被ばくによって生じる疾患の中で確率的影響を示すものは次のうちどれか．2つ選べ．

a：白内障

b：急性放射線障害

c：白血病

d：遺伝性疾患

e：再生不良性貧血

【問題4】
国際放射線防護委員会(ICRP)の定める放射線防護の3原則は次のうちどれか．3つ選べ．

a：放射線に接する時間を短くする

b：放射線との間に距離をとる

c：行為に正当性のある場合に撮影する

d：放射線防護の最適化を図る

e：個人の線量限度を守る

【問題5】
胎児が被ばくすることで死産，奇形，発育異常および精神発達遅滞が生じるおおよそのしきい値は次のうちどれか．1つ選べ．

a：0.001Gy

b：0.01Gy

c：0.1Gy

d：1Gy

e：10Gy

【問題6】
歯科用CBCTやCTの検査を外部に依頼する場合に記載する項目は次のうちどれか．すべて選べ．

a：検査目的

b：使用を希望するCTの種類(歯科用CBCTかCT)

c：データ提供の媒体

d：撮像部位，撮像範囲

【問題7】
歯科用CBCTのほうがMDCTより有効になりやすい検査は次のうちどれか．2つ選べ．

a：埋伏歯の位置関係の評価

b：小さな根尖性歯周炎

c：上顎洞炎または副鼻腔炎

d：軟組織の炎症

e：悪性腫瘍

【問題8】
歯科用CBCTを撮像した場合に遭遇する可能性のあるincidental findingsは次のうちどれか．すべて選べ．

a：上顎洞炎

b：根尖性歯周炎

c：過剰埋伏歯

d：悪性腫瘍

e：内骨症

【問題 9】
　歯科における遠隔画像診断の目的は次のうちどれか．2つ選べ．
a：医療の質の向上
b：地域医療への貢献
c：予防医療を抑制
d：医療費の抑制

【問題10】
　CTにおける代表的アーチファクトは次のうちどれか．2つ選べ．
a：部分容積アーチファクト
b：リングアーチファクト
c：磁化率アーチファクト
d：多重反射アーチファクト

【問題11】
　CTに起きるアーチファクトの中で歯科用CBCTにのみ生じるものは次のうちどれか．1つ選べ．
a：部分容積アーチファクト
b：リングアーチファクト
c：ビームハードニングアーチファクト
d：モーションアーチファクト
e：散乱線アーチファクト

【問題12】
　以下のCT画像中の矢印が示すアーチファクトは次のうちどれか．1つ選べ．

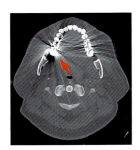

a：部分容積アーチファクト
b：リングアーチファクト
c：ビームハードニングアーチファクト
d：モーションアーチファクト
e：散乱線アーチファクト

【問題13】
　以下の下顎骨の画像から最も疑われる疾患は次のうちどれか．2つ選べ．

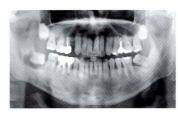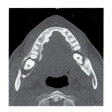
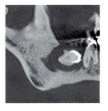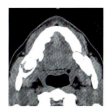

a：含歯性嚢胞
b：慢性硬化性骨髄炎
c：歯冠周囲炎
d：歯肉がん
e：悪性リンパ腫

【問題14】
　以下の下顎骨の画像中の矢印の変化は次のうちどれか．1つ選べ．

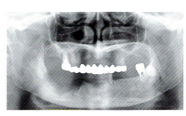
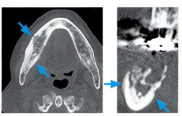

a：粗造化
b：骨硬化
c：骨膜反応

d：骨膨隆
e：骨菲薄化

【問題15】

以下の上顎骨の画像中の矢印が示すものは次のうちどれか．1つ選べ．

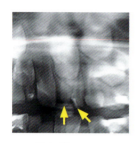
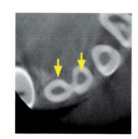

a：癒合歯
b：歯内歯
c：過剰歯
d：癒着歯
e：双生歯

【問題16】

以下の上顎骨の画像から最も疑われる疾患は次のうちどれか．1つ選べ．

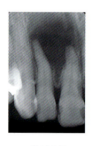
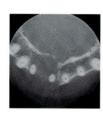
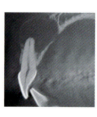

a：歯肉癌
b：歯根嚢胞
c：骨髄炎
d：角化嚢胞性歯原性腫瘍
e：エナメル上皮腫

【問題17】

以下の下顎骨の画像から最も疑われる疾患は次のうちどれか（CT値＝30HU）．1つ選べ．

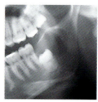
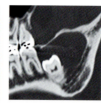
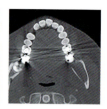

a：歯肉癌
b：歯根嚢胞
c：骨髄炎
d：含歯性嚢胞
e：エナメル上皮腫

【問題18】

以下の上顎骨の画像から最も疑われる疾患は次のうちどれか．1つ選べ．

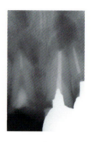
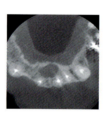
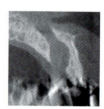

a：切歯管嚢胞
b：歯根嚢胞
c：歯肉がん
d：含歯性嚢胞
e：エナメル上皮腫

【問題19】

顎骨に発症する悪性腫瘍で最も頻度の高いものは次のうちどれか．1つ選べ．

a：エナメル上皮がん
b：原発性骨内がん
c：硬化性歯原性がん
d：明細胞性歯原性がん
e：幻影細胞性歯原性がん

【問題20】

以下の下顎骨の画像から最も疑われる疾患は次のうちどれか．1つ選べ．

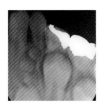 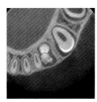 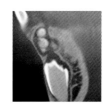

a：含歯性嚢胞
b：歯牙腫
c：骨腫
d：単純性骨嚢胞
e：エナメル上皮腫

【問題21】

以下の下顎骨の画像から最も疑われる疾患は次のうちどれか．1つ選べ．

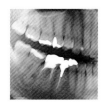 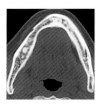 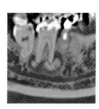

a：セメント質骨性異形成症
b：歯牙腫
c：骨腫
d：単純性骨嚢胞
e：エナメル上皮腫

【問題22】

以下の下顎骨の画像から最も疑われる疾患は次のうちどれか．1つ選べ．

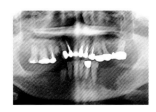
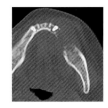 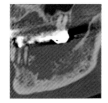

a：エナメル上皮がん
b：歯牙腫
c：歯肉がん
d：単純性骨嚢胞
e：骨形成線維腫

【問題23】

以下の下顎骨の画像から最も疑われる疾患は次のうちどれか．1つ選べ．

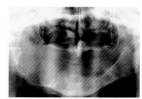
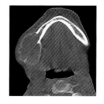 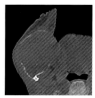

a：エナメル上皮腫
b：エナメル上皮がん
c：歯肉がん
d：単純性骨嚢胞
e：骨形成線維腫

【問題24】

以下の下顎角部および周囲組織の画像から最も疑われる疾患は次のうちどれか．1つ選べ．

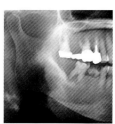
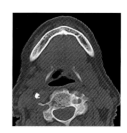 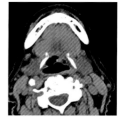

Chapter 12

本書の理解度確認テスト—歯科用CBCT・CTの基本知識と読像法の復習—

a：唾石
b：静脈石
c：頸動脈の石灰化
d：リンパ節の石灰化
e：口蓋扁桃の石灰化

【問題25】
　歯周炎と関連する全身疾患は次のうちどれか．すべて選べ．
a：糖尿病
b：低体重児出産
c：誤嚥性肺炎
d：動脈硬化
e：細菌性心内膜炎

【問題26】
　以下の歯科用CBCT画像中の矢印が示す画像所見は次のうちどれか．1つ選べ．

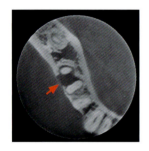

a：骨硬化
b：腐骨
c：皮質骨の消失
d：骨膜反応

【問題27】
　歯科用実体顕微鏡が歯科用CBCTよりも検出できるものは次のうちどれか．1つ選べ．
a：歯・髄室表層にある微細構造
b：根管の弯曲
c：病巣の位置
d：歯根吸収

【問題28】
　以下のデンタルエックス線画像からは描出できないが，歯科用CBCT画像からは描出できる画像所見は次のうちどれか．3つ選べ．

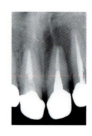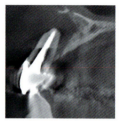

a：歯根の近遠心部における歯根膜腔の拡大
b：歯根の唇口蓋部における歯根膜腔の拡大
c：唇口蓋側皮質骨の消失
d：歯における隣接間の関係
e：歯槽骨の消失領域と鼻腔底との関係

【問題29】
　歯周病の診断を目的とした検査の中で侵襲性の低い検査は次のうちどれか．1つ選べ．
a：ポケットプロービング
b：ボーンサウンディング
c：歯髄電気診
d：画像検査
e：血液検査

【問題30】
　歯科用インプラントの術後評価で主に用いられる画像検査法は次のうちどれか．2つ選べ．
a：デンタルエックス線画像
b：パノラマエックス線画像
c：MDCT
d：歯科用CBCT
e：MR

【問題31】
　以下のCT画像がはっきりしない理由は次のうちどれか．1つ選べ．

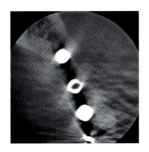

a：金属アーチファクト
b：モーションアーチファクト
c：リングアーチファクト
d：部分容積アーチファクト
e：散乱線アーチファクト

【問題32】
　以下の歯科用CBCT画像中の矢印が示すものは次のうちどれか．1つ選べ．

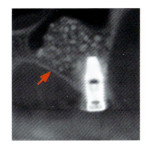

a：移植骨
b：上顎洞粘膜
c：骨腫
d：隔壁
e：上顎洞貯留囊胞

【問題33】
　小児歯科領域において歯科用CBCTの利用が有効な疾患は次のうちどれか．3つ選べ．
a：過剰埋伏歯の位置の精査
b：過剰埋伏歯の存在の確認
c：後継永久歯の位置の精査
d：外傷歯の精査
e：良性腫瘍の評価

【問題34】
　以下のデンタルエックス線画像からは描出できないが，歯科用CBCT画像からは描出できる画像所見は次のうちどれか．3つ選べ．

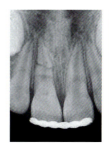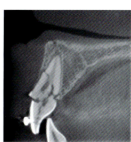

a：歯根の近遠心部における歯根膜腔の拡大
b：歯根の唇口蓋部における歯根膜腔の拡大
c：歯根の破折片の唇側偏位
d：歯根の破折片の近遠心方向の偏位
e：根尖と鼻腔底との関係

【問題35】
　以下のCT画像から最も疑われる疾患は次のうちどれか．2つ選べ．

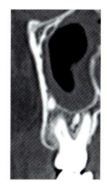

a：上顎洞粘膜の肥厚
b：特発性骨硬化症
c：粘液貯留囊胞
d：悪性腫瘍
e：上顎洞結石

【問題36】
　以下のパノラマエックス線画像から注意するべき系統疾患は次のうちどれか．1つ選べ．

Chapter 12

本書の理解度確認テスト—歯科用CBCT・CTの基本知識と読像法の復習—

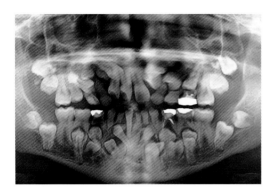

a：Down症候群
b：鎖骨頭蓋異形成症
c：外胚葉異形成症
d：McCune-Albright症候群
e：基底細胞母斑症候群

【問題37】
　顔面骨の骨格を決定する5要素はなにか．次のうちどれか．すべて選べ．
a：頭蓋
b：上顎骨
c：上顎歯列
d：下顎歯列
e：下顎骨
f：咬筋

【問題38】
　顎変形症の治療を行う際のシミュレーションについて，以下のa～dをステップ順に並べ替えよ．
a：三次元画像の構築
b：三次元画像上でのシミュレーション
c：Pre-surgical splintの作製とCT撮像
d：Intermediate sprintの作製

【問題39】
　以下のパノラマエックス線画像から下顎智歯の歯根と下顎管とが接触していることが疑われるものは次のうちどれか．すべて選べ．

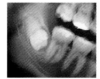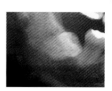
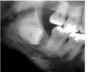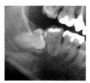
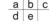

a：図a
b：図b
c：図c
d：図d
e：図e

【問題40】
　以下のCT画像からは描出できるが，パノラマエックス線画像からは描出できない画像所見は次のうちどれか．2つ選べ．

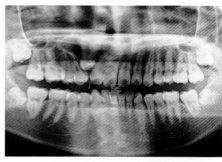
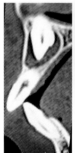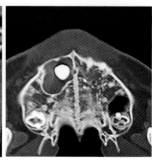

a：上顎右側犬歯の存在
b：腫瘤の存在
c：上顎両側第三大臼歯の存在
d：腫瘤と唇側皮質骨との関係
e：上顎右側犬歯の萌出方向

【正解と解説】

【問題1の正解と解説】
【正解】 c
【解説】本書PrologueのⅡ項で記載されているように自然放射線の被ばく量を全世界の地域で平均すると1人あたり年間2.4mSvとなる.

日本での被ばく量は居住地にもよっても若干異なるが，2.1mSv程度である.

【問題2の正解と解説】
【正解】 小照射野＝b，大照射野＝c
【解説】本書PrologueのⅡ項に記載されているように歯科用CBCTの被ばく量は照射野の範囲によって異なる.

小照射野では0.034mSv，大照射野では0.131mSvで下顎の撮像では1.2mSvと計測される．デンタルエックス線撮影では0.001mSvで，パノラマエックス線撮影では0.03mSv程度である（ただし機種ごとのアルゴリズムなど，撮像範囲以外の条件によっても被ばく量は異なってくる）.

【問題3の正解と解説】
【正解】 c, d
【解説】本書PrologueのⅡ項に記載されているように放射線被ばくによって生じる疾患には確定的影響を示すものと確率的影響を示すものがある.

確率的影響を示すものは悪性腫瘍の発生と遺伝的影響である．そのリスクは悪性腫瘍の発生では$5.5 \times 10^{-2}/1{,}000$mSv，遺伝的影響では$0.2 \times 10^{-2}/1{,}000$mSv程度と考えられている．この2つの疾患以外はすべて確定的影響となる.

【問題4の正解と解説】
【正解】 c, d, e
【解説】本書PrologueのⅡ項に記載されているようにICRPが定める放射線防護の3原則は「行為の正当化」「防護の最適化」「個人の線量限度」である.

「行為の正当化」とは放射線を検査などに利用する場合は，リスクとベネフィットを考え，明らかにベネフィットが有意な場合に用いることができること．「防護の最適化」とは放射線を用いる場合，被ばく量が最小限度で効果が最大になるように工夫すること．「個人の線量限度」とは放射線に従事するものは被ばく量の限度が決まっていることを示す．一方，外部放射線から人体を守る3原則は「時間」「距離」「遮蔽」である.

【問題5の正解と解説】
【正解】 c
【解説】本書PrologueのⅡ項に記載されているように胎児が被ばくすることによって死産，奇形，発育異常および精神発達遅滞が生じるしきい値は被ばくした時期とも関係するが，0.1Gy程度である.

したがって，デンタルエックス線撮影やパノラマエックス線撮影でこれらの疾患は発症する可能性は低いと考えられる.

【問題6の正解と解説】
【正解】 a, b, c, d
【解説】本書Chapter 1のⅠ項に記載しているように画像検査を外部に依頼する場合には検査目的，撮像装置（CTまたは歯科用CBCT），撮像部位，撮像範囲，さらにはデータ提供の媒体（CDあるいはフィルムかなど）を記載した紹介状を用意する必要がある.

【問題7の正解と解説】
【正解】 a, b
【解説】本書Chapter 1のⅠ項の図1-3に掲載しているように歯科用CBCTは歯の病変や範囲の小さな歯槽骨に広がった病変を評価するうえで有効である．一方，軟組織病変に対しては応用できない．したがって，軟組織に病変が広がっている可能性のあるもの

Chapter 12

本書の理解度確認テスト─歯科用CBCT・CTの基本知識と読像法の復習─

はMDCTやMRを応用するべきである．とくに，悪性腫瘍に対しては造影CTやMR検査を施行することが望まれる．

【問題8の正解と解説】
【正解】 a, b, c, d, e
【解説】本書Chapter 1のⅠ項に記載しているように歯科用CBCTで検査した場合，1割以上のincidental findingsが認められる．その中には特別な対応を行う必要がないものも多い．

しかし，悪性腫瘍なども隠れている可能性があり，見落とした場合には訴訟などに発展することもあるため撮像範囲すべてを適切に評価しておく必要がある．

【問題9の正解と解説】
【正解】 a, b
【解説】本書Chapter 1のⅡ項に記載しているように，歯科における遠隔画像診断の意味は「専門家による画像診断が困難な環境において専門医がその読影診断能力を提供して医療の質の向上を図ること」にある．

またその目的としては，「医療の質の向上」「地域医療への貢献」「予防医療における有用性」が挙げられている．

【問題10の正解と解説】
【正解】 a, b
【解説】本書Chapter 2のⅠ項に記載しているように，CTにおける代表的アーチファクトは「ストリークアーチファクト」「リングアーチファクト」「部分容積アーチファクト」「光子量不足アーチファクト」「モーションアーチファクト」「ビームハードニングアーチファクト」が挙げられる．

【問題11の正解と解説】
【正解】 e
【解説】本書Chapter 2のⅠ項に記載しているよう

に歯科用CBCTは正確なCT値が出ないとされている．この理由は散乱線アーチファクトが避けられないからである．

検出器に到達する散乱線は画像コントラストを低下させるのみならず，正確なCT値を変化させ定量化を損なう．MDCTと異なり，Flat panelによる検出器を用いているため，散乱線アーチファクトが大きくなる．

【問題12の正解と解説】
【正解】 c
【解説】本書Chapter 2のⅠ項に記載しているようにCT撮影により生じるアーチファクトはいくつかの分類がある．

掲載図は典型的な歯科用金属によって生じたアーチファクトを示している．一般的には金属アーチファクトと呼ばれるが，金属により生じたビームハードニングアーチファクトである．

【問題13の正解と解説】
【正解】 b, c
【解説】本書Chapter 3のⅠ項に記載しているように下顎右側第三大臼歯は水平埋伏している．その周囲歯槽骨は不整に消失し，周囲はびまん性にhigh density changeしている．同部を近走する下顎管は明瞭化している．歯冠周囲炎とそれに続発した慢性硬化性骨髄炎による変化が最も疑われる．

【問題14の正解と解説】
【正解】 c
【解説】本書Chapter 3のⅠ項に記載しているように下顎右側臼歯部を中心に骨は粗造化し，骨消失領域とその周囲歯槽骨はびまん性に硬化性変化している．上記領域に隣接する頬側皮質骨には骨膜反応(矢印)が認められる．また一部の頬側皮質骨は消失している．慢性硬化性骨髄炎による変化である．

【問題15の正解と解説】
【正解】 d
【解説】本書Chapter 3のⅡ項に記載しているように癒着歯は完成した2つ以上の歯がセメント質のみで結合し，それぞれの歯髄と象牙質が完全に独立しているものである．

一方，癒合歯は隣接する歯胚が石灰化する前に融合し，1本の歯として形成されたものであり，象牙質および歯髄の一部が共有していることが特徴である．

【問題16の正解と解説】
【正解】 b
【解説】本書Chapter 3のⅢ項に記載しているように上顎右側中切歯と側切歯の歯根膜腔は拡大し，それに連続する類円形のbone defect area（エックス線透過像）を認める．境界は明瞭で，辺縁形態はスムーズである．辺縁硬化像を示している．

また病変と近接する唇口蓋側皮質骨は膨隆・菲薄化し，大きさは長径1.2cm程度である．上顎右側中切歯および側切歯は失活している．歯根囊胞が最も疑われる．

【問題17の正解と解説】
【正解】 d
【解説】本書Chapter 3のⅢ項に記載しているように下顎左側智歯の歯冠を含む楕円形のbone defect area（エックス線透過像）を認める．境界は明瞭で，辺縁形態はスムーズである．辺縁硬化像を示している．

また病変と近接する頬舌側皮質骨は膨隆・菲薄化し，下顎管は偏位している．病変の大きさは長径3cm程度．病変内部のCT値は30HUでほぼ均一である．病変内部は液性成分の貯留である．含歯性囊胞が最も疑われる．

【問題18の正解と解説】
【正解】 a
【解説】本書Chapter 3のⅢ項に記載しているように切歯管に連続する楕円形のbone defect area（皿状のエックス線透過像）を認める．境界は明瞭で，辺縁形態はスムーズである．

また病変と近接する上顎両側中切歯とは連続している．切歯管囊胞が最も疑われる．

【問題19の正解と解説】
【正解】 a
【解説】本書Chapter 3のⅢ項に記載しているように顎骨に発症する悪性腫瘍の割合は1％以下である．その大部分はエナメル上皮がんと転移性腫瘍である．

また歯肉がんは顎骨由来ではないが，解剖学的近接度から顎骨へ高頻度に浸潤する．そのため顎骨の悪性腫瘍というと歯肉がんと考える歯科医師も多い．

【問題20の正解と解説】
【正解】 b
【解説】本書Chapter 3のⅢ項に記載しているように未萌出の下顎左側犬歯の萌出路上に一層のlow density area（透過像）に囲まれたhigh density structures（不透過像）を認める．さらに，境界は明瞭で，辺縁形態はスムーズである．High density structure（不透過像）はエナメル質，象牙質と同程度のエックス線吸収値を示す構造物の集合である．歯牙腫が最も疑われる．

【問題21の正解と解説】
【正解】 a
【解説】本書Chapter 3のⅢ項に記載しているように下顎右側第二大臼歯の根尖部にlow density area（透過像）を認め，その内部にhigh density structure（不透過像）を認める．

歯根とhigh density structure（不透過像）との間には一層のlow density area（透過帯）を認める．セメント質骨性異形成症が最も疑われる．

Chapter

本書の理解度確認テスト─歯科用CBCT・CTの基本知識と読像法の復習─

【問題22の正解と解説】
【正解】 c
【解説】本書Chapter 3 のⅢ項に記載しているように下顎左側臼歯部に皿状のbone defect area（透過像）を認める．境界は不明瞭で，辺縁形態はスムーズ性を欠いている．頬舌側皮質骨は消失している．さらにbone defect area（透過像）内に骨小片を表す不整なhigh density structure（不透過像）を認める．歯肉がんの骨浸潤に伴う骨消失の状態である．

【問題23の正解と解説】
【正解】 b
【解説】本書Chapter 3 のⅢ項に記載しているように下顎右側臼歯部に多胞性で楕円形のbone defect area（透過像）を認める．

境界は比較的明瞭で，辺縁形態はスムーズである．頬舌側皮質骨は顕著に膨隆している．膨隆した皮質骨の一部に不規則な骨消失を認める．二次型のエメメル上皮がんが最も疑われる．

【問題24の正解と解説】
【正解】 c
【解説】本書Chapter 3 のⅣ項に記載しているように右側頸椎の前縁部に不整形を示すhigh density structure（不透過像）を認める．同レベルの軟組織モードから右側頸動脈に生じた石灰化物であることがわかる．

【問題25の正解と解説】
【正解】 a, b, c, d, e
【解説】本書Chapter 3 のⅣ項の図3-20に掲載しているように歯周炎は多く全身疾患と関係があることがわかっている．とくに糖尿病や低体重児出産は大いに関与しているとされている．

それ以外にも誤嚥性肺炎，動脈硬化，細菌性心内膜炎などは口腔内細菌との関連性が指摘されている．

【問題26の正解と解説】
【正解】 c
【解説】本書Chapter 4 のⅡ項に記載されているように歯科用CBCT画像から頬舌側皮質骨の消失が明瞭に確認できる．デンタルエックス線画像やパノラマエックス線画像では決して確認できないフェネストレーションの状態である．

この掲載図のように骨消失が生じると軟組織部分に膿瘍形成といった変化が認められることが多くなる．

【問題27の正解と解説】
【正解】 a
【解説】本書Chapter 4 のⅠ，Ⅱ項に記載しているように歯科用CBCTと歯科用実体顕微鏡を併用することで従来の歯内療法と比較すると精度が格段に向上する．その際，それぞれの診断における長所と短所を理解しておく必要がある．

歯科用実体顕微鏡は主に歯や髄室の表層にある微細構造を検出する．

一方，歯科用CBCTは歯根内部における根管の位置や弯曲状態，病巣の位置など組織内部の三次元的構造を描出できる．

【問題28の正解と解説】
【正解】 b, c, e
【解説】本書Chapter 5 のⅠ，Ⅱ項に記載しているように二次元画像であるデンタルエックス線画像やパノラマエックス線画像からは近遠心的な評価は可能であることが多い．

しかし，歯科用CBCT画像からは頬舌的な位置関係を明らかにすることができるので三次元的位置関係を確認することができる．

デンタルエックス線画像からは描出できない部分として「唇口蓋部における歯根膜腔の拡大」「唇口蓋側皮質骨の消失」「歯槽骨の消失領域と鼻腔低との関係」が挙げられる．

【問題29の正解と解説】
【正解】　d
【解説】本書Chapter 5のⅠ項の表5-1に掲載しているように歯周病の診断を行う際の各種検査法の中で非侵襲性あるいは低侵襲性とされるものには「問診」「視診」「触診」「聴診」「歯の動揺度の測定」「フレミタス」「咬合診査」，そして「画像検査」がある．侵襲性とされるものは「打診」「ポケットプロービング」「ボーンサウンディング」「温度診」「歯髄電気診」「血液検査」「病理検査」が挙げられる．

【問題30の正解と解説】
【正解】　a, b
【解説】本書Chapter 6のⅠ項に記載しているように歯科用インプラントの術後評価に関しては，歯科用CBCT，MDCTおよびMRではアーチファクトが生じ，微細な骨とインプラント体とのOsseo-integrationが確認できないため，デンタルエックス線画像とパノラマエックス線画像が第一選択となる．
　ただし，術後に軟組織まで病変が広がった場合には歯科用CBCT，MDCTおよびMRが有効となる．

【問題31の正解と解説】
【正解】　a
【解説】本書Chapter 6のⅠ項に記載しているように歯科用インプラントの術後評価に歯科用CBCTを用いた場合,金属アーチファクトを生じる.そのため,掲載図のような黒と白の線状像が認められる．これは典型的な金属アーチファクト(金属により生じたビームハードニングアーチファクト：問題12の解説参照)の像である．

【問題32の正解と解説】
【正解】　a
【解説】本書Chapter 6のⅣ項に記載しているように上顎洞底挙上術を行った後，移植骨を充填すると，術後の歯科用CBCT画像からはhigh density structureとlow density structureの混在として認められる．

【問題33の正解と解説】
【正解】　a, c, d
【解説】本書Chapter 7のⅠ項に記載しているように小児歯科領域において歯科用CBCTの利用が有効な疾患は過剰埋伏歯の位置の精査，後継永久歯の位置の精査，外傷における歯の破折や歯槽骨骨折の評価および歯の形態異常の精査が挙げられる．
　ただし選択肢に挙げられている過剰埋伏歯の存在を確認するだけの場合は，デンタルエックス線画像やパノラマエックス線画像のほうが有効なことも多い．さらに腫瘍性病変が疑われる場合は，MDCTやMRを用いた検査が推奨される．

【問題34の正解と解説】
【正解】　b, c, e
【解説】本書Chapter 7のⅢ項に記載しているように外傷によって歯が破折した場合，デンタルエックス線画像から破折線を確認できることがある．
　しかし歯科用CBCT画像からは頬舌側方向の歯根膜腔の拡大や破折片が頬舌側方向に偏位した際の評価でも有効なことがある．

【問題35の正解と解説】
【正解】　a, b
【解説】画像からは上顎洞の壁に沿って一層に見られる軟組織様構造物が認められる．周囲の上顎洞の骨壁も正常である．典型的な上顎洞粘膜の肥厚である．これは上顎洞炎による変化である．
　さらに上顎左側第一大臼歯の歯根間に塊状のhigh density structureを認める．特発性骨硬化症や歯牙腫が疑われる(本書Chapter 8のⅠ項参照)．

【問題36の正解と解説】
【正解】　b
【解説】鎖骨頭蓋異形成症は，泉門の開存，鎖骨欠損，乳歯の晩期残存および多数の過剰歯が認められる先天性の疾患である．
　Down症候群は21染色体のトリソミーで歯の欠如

Chapter

本書の理解度確認テスト―歯科用CBCT・CTの基本知識と読像法の復習―

や形態異常を認める．外胚葉異形成症では歯の欠損を認める．McCune-Albright症候群は多骨性に線維性異形成を認める．基底細胞母斑症候群は顎骨内に多数の囊胞を認める（本書Chapter 8の I 項参照）．

【問題37の正解と解説】
【正解】 a, b, c, d, e
【解説】本書Chapter 9の I 項の図9-1に掲載しているように顔面骨の骨格を決定する5つの要素は頭蓋，上顎骨，上顎歯列，下顎歯列および下顎骨である．

【問題38の正解と解説】
【正解】 c→a→b→d
【解説】本書Chapter 9の II 項に記載しているようにCTデータを用いることで手術のシミュレーションを行うことができる．

その際，はじめにPre-surgical splintの作製を行い，CT撮像を行う．その後，CTデータを用いて三次元画像の構築を行い，三次元画像上でシミュレーションをする．次に，Intermediate sprintの作製し，このシミュレーションを手術に正確に反映させる．

【問題39の正解と解説】
【正解】 a, b, c, d, e
【解説】本書Chapter11の II 項の図11-1a～eに掲載しているようにパノラマエックス線画像から「下顎智歯の歯根と下顎管とが接触していることが疑われる所見」は「下顎智歯の歯根と下顎管が並走」「下顎智歯の歯根と下顎管が交叉」「下顎智歯の歯根と下顎管との境界が不明瞭」「下顎智歯の歯根によって下顎管が弯曲」「下顎智歯の歯根膜腔が消失」が挙げられる．

【問題40の正解と解説】
【正解】 b, d
【解説】本書Chapter11の III 項に記載しているようにCT画像を用いることで手術を行う際に有用な情報を得ることができる．

掲載図のパノラマエックス線画像からは上顎右側

犬歯の埋伏や萌出方向は確認できる．しかし，上顎右側犬歯の歯冠を含む腫瘍は確認できない．CT画像を用いてはじめて描出が可能になる．

索 引
（五十音・欧文・数字の順で掲載）

あ

アーチファクト（Artifact：虚像：障害陰影）… 36
悪性腫瘍 …………………………… 50
アライナー作製 …………………… 31
アンキローシス …………………… 100

い

医原病 ……………………………… 64
医療被ばく ………………… 12，13，19
医療放射線 ………………………… 13
医療放射線の適正化に関する検討会 …… 12

う

宇宙線 ……………………………… 12

え

エナメル質形成不全 ……………… 44

エナメル上皮がん …………………… 50
エナメル上皮腫 …………………… 48
炎症 ………………………………… 123
円板後部結合組織 ………………… 119

か

外傷 …………………………… 89，122
外傷歯 ……………………………… 89
外傷性顎関節炎 …………………… 123
開窓・牽引 ………………………… 96
下顎窩 ……………………………… 118
下顎管 …………………… 113，128
下顎枝矢状分割術 ………………… 113
下顎枝垂直骨切り術 ……………… 114
下顎智歯歯根 ……………………… 128
下顎智歯の抜歯 …………………… 128
下顎頭 …………………… 118，121
顎関節強直症 ……………………… 125
顎関節疾患 ………………………… 121
顎関節症 …………………………… 125

INDEX

顎関節症の病態分類 …………… 120, 121

顎関節症Ⅳ型 ……………………… 126

顎関節・咀嚼筋の疾患あるいは障害 ………

………………………………… 120, 121

顎骨骨髄炎 ………………………… 42

顎骨腫瘍 …………………………… 138

確定的影響 ………………………… 17

顎変形症 …………………………… 106

確率的影響 ………………………… 18

下行口蓋動脈 ……………………… 112

下歯槽神経 ………………………… 97

下歯槽神経血管束 ………………… 128

下歯槽神経血管束の損傷 ………… 113, 128

過剰歯 …………………………… 84, 95

過剰埋伏歯 ………………………… 85

画像検査 …………………………… 64

滑膜 ………………………………… 118

滑膜性軟骨腫 ……………………… 124

化膿性顎関節炎 …………………… 123

ガラスバッジ ……………………… 21

含歯性嚢胞 ……………… 45, 94, 135

患者説明 …………………………… 71

関節円板 ………………… 119, 121

関節結節 …………………………… 121

関節軟骨 …………………………… 118

関節包 ……………………………… 118

関節リウマチによる骨破壊や変形 ……… 126

管壁構造の消失 …………………… 129

鑑別診断 …………………………… 64

き

基底細胞母斑症候群 ……………… 46

矯正歯科治療 ……………………… 94

局所麻酔下 ………………………… 128

巨細胞性病変 ……………………… 49

金属アーチファクト …………… 39, 74, 81

く

空間的な位置の把握 ……………… 71

空間的な観察 ……………………… 65

偶発症 ……………………………… 61

くさび状欠損 ……………………… 69

け

頸動脈の石灰化 …………………… 52

外科的矯正治療 …………………… 106

外科的歯内療法 …………………… 56

外科的診断 ………………………… 64

血管・神経 ………………………… 120

こ

行為の正当化 ……………………… 20

公衆被ばく ………………………… 20

光子量不足アーチファクト ……………… 38

国際放射線防護委員会（ICRP） …………… 16

個人線量計 ………………………… 21

骨および軟骨の悪性腫瘍 ……………… 48

骨および軟骨の良性腫瘍 ……………… 48

骨吸収抑制剤 ……………………… 42

骨棘 …………………………… 126

骨欠損形態 ………………………… 65

骨髄病変 ………………………… 133

骨粗しょう症 ……………………… 53

骨軟骨腫 ………………………… 124

骨嚢胞 …………………………… 49

骨膜反応 ………………………… 42

固有歯槽骨 …………………… 64, 75

根管 …………………………… 56

根管内での器具破折 ……………… 62

根尖歯周組織 ……………………… 56

根尖性歯周炎 ………………… 67, 99

根尖病変 ………………………… 56

根尖部透過性病変 ……………… 137

コンピュータガイディッドサージェリー ……
………………………………… 74

根分岐部病変 ………………… 58, 67

さ

再開窓 ………………………… 138

鎖骨頭蓋異形成症 ………………… 94

撮影領域（Field of view：FOV） ………… 39

三叉神経第III枝領域 ………………… 128

三次元実体モデル ………………… 107

三次元立体構築像 ………………… 97

し

歯科矯正用アンカースクリュー ………… 101

歯牙腫 ………………………… 49, 94

歯科の遠隔画像診断 ………………… 32

歯科用実体顕微鏡 ………………… 56

歯科用CBCT ……… 12, 28, 36, 39, 42, 56,
64, 74, 85, 94, 122, 125

歯科用CBCT検査 ………………… 64

しきい値（線量） ………………… 17

歯原性悪性腫瘍 …………………… 48

歯原性角化嚢胞 …………………… 45

歯原性粘液腫 ……………………… 138

歯原性良性腫瘍 …………………… 48

歯根 …………………………… 128

歯根吸収 ………………………… 60

歯根尖切除法 ……………………… 56

歯根端切除 ……………………… 100

歯根端切除術 ……………………… 137

歯根肉芽腫 ………………………… 45

歯根嚢胞 ………………………… 45

歯根破折 …………………… 67, 70, 131

INDEX

歯根肥大 …………………………………… 134

歯根膜 ……………………………………… 64

歯根膜腔 …………………………………… 64

歯根膜腔の拡大 …………………………… 66

歯根弯曲 ………………………… 101, 134

歯周炎 ……………………………………… 53

歯周検査 …………………………………… 64

歯周病 …………………………… 64, 133

歯髄腔 ……………………………………… 56

自然放射線 ………………………………… 12

歯槽硬線 …………………………………… 64

歯槽骨吸収を伴う腫瘍性病変 ………… 132

歯内-歯周複合病変 …………………… 66, 67

歯内療法 …………………………………… 56

シミュレーションソフト ………… 108, 109

手術ナビゲーション ……………………… 108

術後知覚異常 ……………………………… 128

術中疼痛 …………………………………… 130

腫瘍 …………………………………… 48, 124

腫瘍類似疾患 ……………………………… 124

上顎過剰埋伏歯 …………………………… 134

上顎智歯の抜歯 …………………………… 130

上顎洞底 …………………………………… 101

上顎洞底挙上術（サイナスリフト） ………… 78

上顎洞瘻孔 ………………………………… 131

上行性歯髄炎 ……………………………… 66

小児への撮像 ……………………………… 24

職業被ばく ………………………………… 19

人工放射線 ………………………………… 13

靭帯 ………………………………………… 120

診断的治療 …………………………… 64, 67

診断用ステント …………………………… 74

深部水平埋伏智歯 ………………………… 129

す

垂直的歯根破折 …………………………… 70

スキャノグラム …………………………… 24

ストリークアーチファクト ……………… 36

せ

切歯管 ………………………………… 85, 103

切歯管嚢胞 ………………………………… 45

セメント質骨性異形成症 ………………… 50

セメント質剥離 …………………………… 64

線維性異形成症 …………………………… 50

前立腺がん ………………………………… 133

線量制限の規定（個人の線量限度） ………… 21

そ

象牙質異形成 ……………………………… 44

象牙質形成不全 …………………………… 44

双生歯 ……………………………………… 44

束状骨 ……………………………………… 75

ソケットプリザベーション ……………… 75

ソケットリフト ……………………… 78

組織加重[荷重]係数 ………………… 15

た

胎児 …………………………………… 26

代謝性疾患 ………………………… 126

体動による撮像の失敗 ………… 24, 92

ダブルスプリント法 ……………… 108

タマネギの皮様 …………………… 42

単純性骨嚢胞 ……………………… 49

ち

中間スプリント ………………… 110, 111

て

低体重児出産 ……………………… 53

デノスマブ ………………………… 42

転移性腫瘍 ………………… 50, 52

電子ポケット線量計 ……………… 21

と

疼痛コントロール ………………… 128

糖尿病 ……………………………… 53

頭部エックス線規格写真（セファロ） …… 106

特発性骨硬化症 …………………… 94

トレフィンバー …………………… 79

な

ナイフエッジ状 …………………… 48

内部被ばく ………………………… 21

難抜歯 …………………………… 134

に

二次元的画像検査 ………………… 65

妊婦 ………………………………… 25

の

脳卒中 ……………………………… 52

嚢胞 ………………………………… 45

嚢胞性エナメル上皮腫 …………… 45

嚢胞性病変 ……………………… 138

は

パーフォレーション ……………… 58

排膿 ……………………………… 133

破折歯根の上顎洞迷入 …………… 131

馬蹄形骨切り術 ………………… 112

歯の萌出異常 ……………………… 85

ハローリージョン ………………… 70

パンチアウト像 …………………… 133

バンドアーチファクト …………… 36

ひ

ビームハードニングアーチファクト …… 39

ビスフォスフォネート(BP)製剤 ….. 42, 133

病変へのアプローチ ……………… 137

ふ

副歯根 ……………………………… 91

腐骨 ………………………………… 42

部分容積アーチファクト ………… 37

部分容積効果(Partial volume effect) ……… 37

ブレードタイプのインプラント ………… 80

へ

閉鎖根管 …………………………… 58

ほ

ボーンサウンディング …………… 65

放射線加重[荷重]係数 …………… 14

放射線感受性 …………… 15, 25, 26, 88

放射線被ばく ……………… 12, 13

放射線被ばくの正当化 …………… 15

放射線防護の最適化(The optimization of protection) ………………………… 20

放射線防護の3原則 ……………… 20

萌出障害 …………………………… 94

萌出遅延 …………………………… 94

帆立貝状形態 ………………… 45, 48

ま

埋伏 ………………………………… 94

埋伏過剰歯の抜歯術 ……………… 134

埋伏歯の開窓術 …………………… 135

埋伏智歯の抜歯術 ………………… 136

慢性硬化性骨髄炎 ………………… 42

慢性の多因子性疾患 ……………… 64

も

モーションアーチファクト ……… 38

や

薬剤関連顎骨壊死(medication-related osteonecrosis of the jaw：MRONJ) ……… 42

ゆ

癒合歯 ……………………………… 44

癒着 ……………………………… 134

癒着歯 …………………………… 44

よ

ヨーロッパ顎顔面放射線学会（EDMFR）………
……………………………………… 22

翼突上顎縫合 …………………… 111

予防医療 ………………………… 33

り

リングアーチファクト ………………… 36

臨床推論 ………………………… 64

る

ルミネスバッジ ……………………… 21

欧文

C

Cant …………………………… 107

Cephalometric prediction ……………… 109

CT値 …………………………… 74

D

DICOMデータ …………… 30，31，74，109

Disk-like chamber ………………… 58

G

Garre's骨髄炎 …………………… 42

GTR法 …………………………… 67

H

High density area ………………… 85

High density structure ……………………
…………… 42，46，49，50，51，52，66

I

Incidental findings ………………… 28

Intermediate splint ……………… 110

J

Joint effusion …………………… 121

L

Lambert-Beerの法則 ………………… 14

INDEX

Le Fort I 型骨切り術 ·················· 111，112

Low density area ····· 42，49，50，59，71，
　87，94，95，98

Low density structure ························· 49

M

MDCT ·················· 28，39，74，122，125

Moth-eaten（虫食い状）タイプ ·············· 50

MPR（Multi Planer Reconstruction）像 ········ 77

MR ···························· 42，45，125，132

Multi-Detector row（MD）CT ············ 42，74

P

Pressure（船底状）タイプ ····················· 50

Pre-surgical splint ·························· 108

S

Simonの分類 ································· 66

STLデータ ································· 31

Sv（シーベルト）································· 13

T

Through and throughの骨欠損 ·············· 67

Y

Yawing ····················· 107，109，110

数字

3Dボリュームレンダリング像 ············· 31

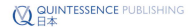

決定版 実践マニュアル 歯科用CTの見かた・読みかた
―続・今さら聞けない歯科用CBCTとCTの読像法―

2019年9月10日　第1版第1刷発行
2024年5月15日　第1版第2刷発行

監 著 者　森本泰宏 / 金田 隆 / 鱒見進一

発 行 人　北峯康充

発 行 所　クインテッセンス出版株式会社
　　　　　東京都文京区本郷3丁目2番6号　〒113-0033
　　　　　クイントハウスビル　電話(03)5842-2270(代表)
　　　　　　　　　　　　　　　(03)5842-2272(営業部)
　　　　　　　　　　　　　　　(03)5842-2279(編集部)
　　　　　web page address　https://www.quint-j.co.jp

印刷・製本　サン美術印刷株式会社

Printed in Japan　　　　　　　　　　　　　　　禁無断転載・複写
ISBN978-4-7812-0702-5　C3047　　　　　落丁本・乱丁本はお取り替えします
　　　　　　　　　　　　　　　　　　　　　定価は表紙に表示してあります

今さら聞けない
歯科用CBCTとCTの読像法
{ 三次元でみる顎顔面領域の正常画像解剖と疾患 }

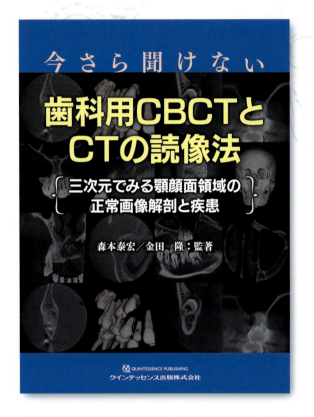

森本泰宏／金田 隆：監著

「先生はCBCTとCT画像の読像力に自信がありますか？」

歯科用CBCTは広く普及しつつありますが、歯科医学教育のなかでCBCTとCTが取り上げられるようになってきたのはごく最近のことです．そのため学生時代にCBCT,CTの読像法について授業を受けられないまま、臨床の場でCBCTとCTの読像を行っている歯科医師も多いでしょう．

CBCTとCTの読像力を向上させるためには、顎顔面領域の正常構造物がどう画像上に描出されているかを知ることが、もっとも大切です．

本書は多くのCBCT画像とCT画像に解剖図を付属させ、顎顔面領域の正常構造物や疾患が三次元画像上でどのように描出されるか、それをどう解析するのかをていねいに解説していきます．

また本書の内容の復習と読像力の向上のために「**本書の理解度確認テスト**」をChapter5に設けました．自分の読像力にいまひとつ自信がもてない歯科医師にとっては待望の1冊です．

▼主な内容
本書で使用した主な歯科用CBCTとCT

Chapter 1
歯科用CBCT画像の読像方法に関する基本的考え方
- I 関心領域以外も読像する
- II 読像するうえでの基本はaxial像
- III 第一に患者の主訴および読像者の関心領域を評価する
- IV 最後に主訴以外の領域を評価する

Chapter 2
歯科臨床において重要な正常構造物の歯科用CBCT画像とCT画像
- I 歯
- II 歯周組織（歯肉,歯槽骨,歯根膜腔）
- III 歯の発生および萌出と導帯管
- IV 頭頸部の代表的なランドマーク
- V 歯科用CBCT画像からみる口腔領域の加齢変化

Chapter 3
上・下顎骨において見落としやすい正常および亜型（normal variation）の歯科用CBCT画像
- I 正常構造物に対する亜型
- II 上顎洞周囲の脈管や神経
- III 下顎骨の脈管や神経
- IV 上下顎骨の骨腫など

Chapter 4
歯科臨床において遭遇する代表的疾患の歯科用CBCT画像およびCT画像
- I う蝕
- II 歯周炎
- III 顎骨骨髄炎
- IV 嚢胞と腫瘍

Chapter 5
本書の理解度確認テスト
―歯科用CBCT・CTの基本知識と読像法の復習―
問題／正解と解説

● QUINTESSENCE PUBLISHING 日本 ●サイズ:A4判変型 ●116ページ ●定価 本体7,000円（税別）

クインテッセンス出版株式会社
〒113-0033 東京都文京区本郷3丁目2番6号 クイントハウスビル
TEL 03-5842-2272（営業） FAX 03-5800-7592 https://www.quint-j.co.jp/ e-mail mb@quint-j.co.jp